U0253664

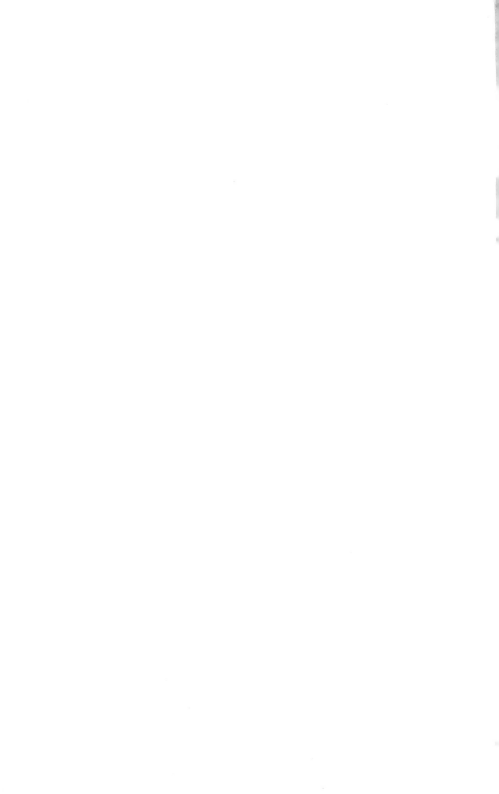

上

SHANG
QING

卿

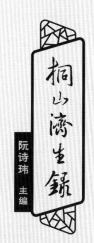

桐山濟生錄

阮诗玮 主编

主　编：阮诗玮
副主编：丘余良　王建挺
编　委：王建挺　方艺伟　丘余良
　　　　白发臣　许泽煌　阮诗玮
　　　　阮杏林　余永鑫　杨运劼
　　　　施怡宁　黄　玲　颜　榕
　　　　黎丽萍

海峡出版发行集团
THE STRAITS PUBLISHING & DISTRIBUTING GROUP
福建科学技术出版社
FUJIAN SCIENCE & TECHNOLOGY PUBLISHING HOUSE

图书在版编目（CIP）数据

上卿桐山济生录/阮诗玮主编.—福州：福建科学技术出版社，2022.7
ISBN 978-7-5335-6685-2

Ⅰ.①上… Ⅱ.①阮… Ⅲ.①中医临床—经验—中国—现代 Ⅳ.①R249.7

中国版本图书馆CIP数据核字（2022）第050019号

书　　名	上卿桐山济生录	
主　　编	阮诗玮	
出版发行	福建科学技术出版社	
社　　址	福州市东水路76号（邮编350001）	
网　　址	www.fjstp.com	
经　　销	福建新华发行（集团）有限责任公司	
印　　刷	福建新华联合印务集团有限公司	
开　　本	889毫米×1194毫米　1/32	
印　　张	5.25	
图　　文	168码	
插　　页	4	
版　　次	2022年7月第1版	
印　　次	2022年7月第1次印刷	
书　　号	ISBN 978-7-5335-6685-2	
定　　价	78.00元	

书中如有印装质量问题，可直接向本社调换

林上卿，男（1914.2—2000.8），号林绒。福建省福鼎桐山人，祖籍福建省安溪县官桥镇赤岭村。原宁德地区中医院副主任医师。幼时随祖迁居浙江苍南县马站蒲亭，读书于蒲亭书房七载，1927年师从前清秀才江本清学习中医，1930年以后又相继师从甘郁文、吴品三、金雁翔三位老中医，获益不浅。1933年出师行医，1939年迁到福建福鼎县沙埕办"林上卿诊所"。中华人民共和国成立后参与组建沙埕卫生院，任业务院长，被选举为福鼎县卫协副主任。1979年被选拔到福建省宁德地区中医院工作。先后为福鼎县政协委员、宁德县政协委员。

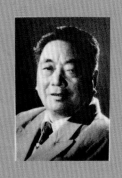

　　林上卿致力于"伤寒""温病"研究，悬壶于闽浙乡里60余载，临证经验颇为

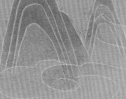

丰富，深谙《黄帝内经》《脉经》《伤寒论》《温病》等经典著作，精于医理，勤于临床，善取经方与时方之精华，组方药味少而精，对重病剂量大而猛，临证常出奇制胜，屡起沉疴危疾。擅治重症肝炎、肝硬化、肾炎、急重喘症、高热痉症等。曾吸收民间验方研制"乌金散"治愈淋巴结炎等多种疾病逾千例；运用重剂麻杏石甘汤合白虎汤治疗流行性小儿喘憋性肺炎，取得显著疗效，在闽东地区享有盛誉。1983年他在年近古稀之时，还多次到福鼎山区了解并学习、调研民族（畲族）医药。

林上卿曾任宁德地区中医院学术委员会副主任、宁德地区中医学会常务理事等职。先后在省级以上杂志发表学术论文等25篇，如"运用仲景桃花汤的体会"（《中医杂志》1984年7期）等；主持"中医治疗慢性肾炎尿毒症临床验证""中医药治疗肝硬化腹水的临床研究""闽东地区少数民族医药卫生情况调查"等多项科研项目；培养、指导中青年中医人才多名。由于医德高尚、技术精湛，1985年受到福建省人民政府、宁德地区行政公署表彰。

阮诗玮，男，汉族，1960年3月生，福建周宁人，毕业于福建中医学院和美国 Fairleigh Dickinson University，第二届福建省名中医，第六、七批全国老中医药专家学术经验继承工作指导老师，福建闽山中医肾病学术流派创始人，国家临床重点专科（中医专业）肾病科学术带头人，福建中医药大学附属人民医院主任医师、教授、博士生导师。

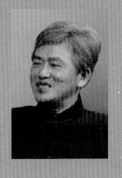

现任中华中医药学会特聘副会长，中华中医药学会肾病分会顾问。曾任宁德地区中医院医师、主治医师，福建中医学院附属人民医院（福建省人民医院）主治医师、副主任医师、主任医师，中华中医药学会常务理事及其肾病分会副主任委员，中国中西医结合学会常务理事，福建省中医药

学会会长，福建省中西医结合学会名誉会长。国家自然科学基金同行评议专家、国家重点专项课题和国家科技奖评审专家。

现任全国政协委员、民盟中央常委、福建省政协副主席、民盟福建省委会主委。曾任福建中医学院附属人民医院副院长、院长，福建省卫生厅副厅长，福建省政协科教文卫体委副主任，福建省卫计委副主任，福建省计生协会常务副会长。

从事中医临床工作40年，擅长肾脏病诊治，创立了以病理为基础，以症候为先导，根据体质之不同、时令之变化、运气之顺逆，辨病与辨证相结合，中西医结合的肾脏病多维周期诊疗体系。研制的"保肾口服液、益肾降浊颗粒、益肾降糖饮、益肾清浊口服液、己金排石颗粒、尿感合剂、暑热晶"等制剂，取得良好的临床疗效。省内外病人及东南亚、欧美等华人华侨纷纷前来求治。临证主张"六看"：一看天（天气情况、五运六气）、二看地（地理环境、水土方宜）、三看时（时令季节、疾病时段）、四看人（体质禀赋、心理状况）、五看病（包括中医的病和西医的病）、六看症（四诊症候），综合分析，审证求因，辨证论治。发表学术论文200余篇，主持和参与国家级、省部级、厅级课题

20 余项，主笔、编著、主编或主审《桐山济生录》《上卿济生录》《寒湿论治》《阮诗玮学术经验集》《福建医学史略》《福建历代名医学术精华》《福建历代名医名著珍本精选（第一、二、三卷）》《农村常见病中医诊疗》等著作。获得奖励：2012 年获中华中医药学会科学技术奖三等奖 1 项，分别于 2012 年、2013 年获中国中西医结合学会科学技术奖三等奖 2 项，分别于 2001 年、2002 年、2012 年、2013 年获福建省科技进步奖三等奖 5 项和 1987 年宁德地区科技进步奖三等奖 1 项，2011 年中国中西医结合学会第二届中西医结合贡献奖，分别于 2011 年、2013 年获福建医学科技奖二等奖 2 项。

　　我的中医成长之路上，除了院校学习和临证摸索之外，还跟随过林上卿、陈荫南、黄农、汪济美、肖熙、范德荣等老师学习，从各位老师身上，我学到了许多诊治疾病的真知灼见，受益匪浅。其中，跟师林上卿老中医临证学习的时间最长，所得颇丰。

　　1982年长夏，我从福建中医学院本科毕业后，分配至宁德地区中医院工作，开始寄在宁德地区第二医院上班。1983年11月，根据林上卿老中医的申请，宁德地区中医院也为了继承老中医的宝贵经验，派我到福鼎作为林老的助手，负责跟随林老在福鼎县中医院的门诊坐诊，参加县医院、县中医院危重疑难病症的中医会诊和桐山卫生院住院部的查房工作。我和林老同吃同住，一起上下班，白天看病，晚上交谈与整理，林老一再要求我把他的临床经验整理成册，以造福于后人。当时宁德地区中医院成立了林上卿老中医经验学习整理小组（聘请福鼎县医院陈开煌、李声国医师，福鼎沙埕卫生院刘端澍医师为小组成员），并由我主笔，将林老50多年临床医涯的部分学术经验整理成《桐山济生录》，1985年元月由宁德地区中医院印刷成册。《桐山济生录》博得刘渡舟、姜春华、俞慎初等中医名家的好评，获宁德地区科技进步奖三等奖。同门医师陈开煌、李声国在该书的基础上编成《上卿临证方圆录》，2003年我在该书的基础上主编出版了《上卿济生录》。

《桐山济生录》共30篇，内容包括医案医话、理论探讨、临床经验、方药运用等，具有较高的学术价值。因为原书没有正式出版过，为了中医药学术的传承和创新发展，我带领丘余良、王建挺等学生将我仅存的孤本进行整理、校对，更名为《上卿桐山济生录》正式出版。本书由福建中医药大学附属人民医院阮诗玮全国名老中医药专家传承工作室支持出版。由于我们水平有限，缺点、错误在所难免，敬请同道斧正。

阮诗玮

辛丑年大暑于榕城

目录

苏寿仁医事轶闻

我幼时从吴品三、金雁翔二位老师学医，他们均就学于苏寿仁老先生，常向我口述苏老之医事，传授他济生之术，给我留下深刻的印象。

苏老生于公元1818年，寿享83岁，闽南人。自幼从父学医，20岁开业。当时闽南一带瘟疫流行，死者甚多，他深感内疚，遂勤求古训，博采众方，上及《灵枢》《素问》《伤寒》《金匮》，下及诸子百家，并远离乡井走访苏杭，兼采当时名医成就。其学验俱丰，医术精深，诊病用药尤有独到，且性情廉朴，不计名利，热心为民治病，上至杭州、温州，下达闽东、闽南，拯起沉疴无数，医道大彰，名声四振，有"苏活仙"之誉。著有《苏寿仁经验录》收医案百余例，惜已零失。

浙江矾矿老板郑某，患痰饮年余，误服参茸，卒然面赤气喘，胸塞憋闷，目泪自出，周身瞤动。急邀他和林子至二位先生会诊。

苏至病家，诊脉滑，舌浊，断为伏饮，经投三生饮加减：生川乌、生附子各五钱，生南星一两，瓜蒂15枚，前三味先用水煎2小时，纳入瓜蒂稍煎，去渣顿服。药后片刻，病者不省人事，其妻见状，怒骂庸医误人，意欲逐打，苏避走。后林至，查阅药方，询察病情，知药中病，竭力安抚病家。少顷，病者长吁一声，吐出痰涎二盅，人事苏醒，厥痰尽瘳。病家求林赐方，林曰："此苏活仙之功，余何敢窃为己有？！今算病已去，本病未已，须邀苏续诊，非彼不能起也。"于是，急遣家人追回。并以千金酬谢，苏不受，与林议药收功。此后，苏林结为好友，二医德术相辉，为后世医家之懿范焉。

该患因误补，痰饮滞伏胸膈，阻遏气机，阳气不伸使然，病情危重，非大辛大热之品，则无以散寒除饮通阳，故取药性极雄之三生饮，去木香加瓜蒂者，以木香降气下行，抑制阳气升发，瓜蒂能涌吐胸中痰涎，使邪在上者，因而越之，因势利导，使阳气得以伸发。

福鼎南门外刘某，盛夏酷热，暑气内迫，遍身大汗淋漓，凉饮乌茄冻取快，大汗全收，旋觉脘胀而痞，食入哽噎，勉强进食，辄脘痞更甚，面色㿠白，四肢清冷，盖厚衣被而不温，屡治无效，后闻苏活仙之术，即遣人求治。苏至，诊脉迟牢，参合症因，诊为寒痞，处吴茱萸一斤，以冷水浸2小时，取汁一碗，2次服尽。其妻持方购药，药师谓：吴茱萸大辛大热之药，一斤一次服尽恐性命难保。无奈苏活仙之方，不得不售，但后果概不负责。病家畏惧，复求神巫，意谓药不可服，苏见病者辗转在床，病家踌躇不决，药浸而未服，遂自取药汁一碗，令其服尽。病者服后，卒而心烦，续则昏厥，病家慌乱，指责苏老误人，苏以婉言安慰，并预告一时辰后必复生。届时，果然病者大呼数声，吐出凉饮与药汁，随即苏醒，众人无不称奇。

苏老在本案重用单味吴茱萸，冷水浸入而不煎，不欲其重浊之味，而取其轻扬之气，开发阳气；热药冷饮，使其与寒饮同性相求，以达病所，热药与冷饮搏击胸脘，病性作而瞑眩，终使阳气发越，寒饮因势利导而出，诸恙豁然是止吐药反为催吐之效矣。真可谓，单方一味，气死名医。

无独有偶，苏老用单方而获良效者，不乏其例。福鼎南镇姚某，全身深度黄疸数日，右胁隐痛，时寒热，口苦，便秘，尿黄赤，脉弦数。屡医无效，特请苏老诊治，苏断为阳黄，处茵陈5斤，日夜无间，频频煎服。待药服完，黄已尽退，嗣加调理，而收全功。

苏老还善用经方治病，浙江矾山叶妪，患支饮，寝到夜半，忽自床中坐起，两手紧握床架，胸中憋闷，气喘欲绝，面唇、指甲俱青。急延苏老往诊，以葶苈子一两，大枣10枚，清水煎数沸，去渣，一次服尽。药后少顷，喘平，诸症若失。

苏老治学严谨，审证精确，用药果敢；吴品三、金雁翔继承并传授其术，对我的医学生涯产生了深远的影响，始终指导着我50多年来的临床实践。

注：本书中计量单位尊原著，不予改动。

浅谈桃花汤的运用

临床上要运用好一个方剂，首先必须把握它的主证和功效。关于桃花汤的主证，后世医家看法不一，有提出阳热内攻者，有主张下焦虚寒者，亦有抱怀疑态度者。

提出阳热内攻者，有魏荔彤、柯琴、吴谦等人。魏荔彤曰："此证乃热在下焦而熏蒸中焦，使气化因郁热而不行，大便因热盛而自利也。久而下利不止，将肠胃秽浊之物，如脓带血，尽随大便而下，热一日不消，利一日不止也。"柯琴指出："此便脓血是为有火气矣……火郁于下则克庚金，火炎于上则生戊土。"用桃花汤使"土得其令，则火退位矣。"

主张下焦虚寒者，有成无己、钱璜、汪琥等人。成无己曰："二三日至四五日，寒邪入里深也；腹痛者，里寒也；小便不利者，水谷不利也；下利不止便脓血者，肠胃虚弱，下焦不固也。"钱璜曰："见少阴证而下利，为阴寒之邪在里；湿滞下焦，大肠受伤，故皮坼血滞，变为脓血，滑利下脱，故以温中固脱之桃花汤主之。"

舒驰远则抱怀疑态度，他在《新增伤寒集注》云："此二条桃花汤证，有以为少阴热邪，有以为下焦虚寒，二说纷纷不在，究竟桃花汤皆不合也。若谓热邪充斥，下奔而便脓血者，宜用阿胶、芩、连等药；其下焦虚寒而为滑脱者，又当用参、术、桂、附等剂。而桃花汤于二者之中，均无所用之。"

从药物来看，本方由赤石脂、粳米、干姜三味组成。赤石脂、粳米补益脾土，干姜温中助阳。全方有温运脾肾阳气、枢转中下焦气机之功。以方测证，一派温补之品，岂能为热证所设，而应是为中下焦虚寒证所立。

《伤寒论》307条曰："少阴病，二三日至四五日，腹痛，小便不利，下利不止，便脓血者，桃花汤主之。"目前，许多临床医生，把桃花汤仅限用在治疗下利便脓血者，忽略了仲景还有腹痛、小便不利之语，我认为举凡下利便脓血、腹痛、腹胀、小便不利等，同是中下焦虚寒所致者，均可施用本方。

1978年4月，一王姓单腹胀患者，女，48岁，自诉两年前因板车撞伤，第3腰椎骨断裂，经福州某医院外科手术治疗而告愈。此后，骨伤处（固定不锈钢片未取出）时时作痛。腰部僵直感，弯曲不能自如，体质渐衰，精神萎靡，睡眠欠佳，纳少乏味，其后又腹胀如鼓，但二便尚可。福州某医院检查：肝脾未肿大，亦未见腹水征，常规、生化检查均未有异常，故不能确诊。转上海诊疗，各项检查结果，亦与前者基本相同，拟诊"外伤致植物神经（自主神经）紊乱"。建议中医治疗，曾用宽中下气消肿之剂后未效。经人介绍前来求诊：其面色黯晦，精神萎靡，须厚衣被，纳少乏味，腹胀如鼓，腹部肤色未变，腰部疼痛，手按伤处有麻痹感，行动不自如，二便尚可，苔薄白，脉微细。此督脉外损，复因治失宜，久而致脾肾阳气不运，气化失司。法当温运脾肾，通调任督。投桃花汤加味：赤石脂60克，干姜、粳米各30克，骨片鹿茸3片。前3味清水煎至米熟为度，后者以人乳一杯，浸泡2小时，取出以开水适量加盖密封，文火慢炖1小时后，再合泡过之人乳，并加老酒一盏，冰糖少许，再与桃花汤和匀，分昼三夜一温服。4天后，纳食稍增，脉转微缓，余症未进退。乃胃气来复，治之有望，嘱原方继进6剂。10天后腹胀膨隆渐轻，腰部不痛，行动渐自如，纳食增加，面转红润，神清志爽，二便正常。15天后腹胀膨隆尽消，脉转和缓。诸症初愈，继与龟鹿二仙汤善后而安。

同年同月，我受仲景"小便不利"之语的启发，用桃花汤治一癃闭，取得良效。患者曾某，女，42岁，1977年10月起，即作腹胀，少腹拘急，尿少而尿意频频，日排尿仅100~200毫升，住某医院内科，行尿常规及各项生化、X线检查均未见异常而不能确诊，拟"少尿原因待查和内分泌功能紊乱"，给予"双克、速尿、维生素类"等治疗。初时，药后尿增至1500~2000毫升，腹胀随减，但食欲渐差，且停药诸恙又发，再以前药治疗，则难有起色。转中医治疗，以八正散、五苓散等利水剂出入，亦仅服药时症情好转，停药却复如旧，病趋重笃，转省某医院诊疗，亦不能明确诊断，建议继续中医治疗。改济生肾气丸、滋肾通关丸等剂加减，也仅取一时之效。数日后复如旧状。经人介绍前来求诊，面色苍白，形体肥胖，口和纳呆，恶心欲呕，心烦易怒；大便干，三四日一行；舌黯淡肥胖，脉沉紧。此属脾肾阳气衰惫，枢机不运，气化无权，治宜温运脾肾阳气，枢转气机。方拟桃花汤：赤石脂60克，干姜、粳米各30克，清水煎至米熟烂为度，弃渣分昼三夜一温服，二日后大便通，小便利，色白浊，精神好转，纳食稍增，余症减轻。嘱再二剂，煎法同前，四日后尿量增，腹胀、少腹拘急和心烦欲呕等症已除，面色转红润，纳增，舌体肥胖，苔净，脉沉紧，此中阳已运，肾气未复，原方再进。10日后舌脉复如常人，小便如常，大便通畅，继以调理脾肾之剂善后。

现在，教科书将桃花汤列于固涩剂内，临证用之，何以"固涩剂"竟获通利之效呢？上述二案，即是其例。大便不仅不涩，反而通畅，且腹胀得消，癃闭得解。因此，我认为桃花汤不能属固涩剂，说其温里剂更为贴切，即使治疗下利便脓血一证，亦不尽是固涩之功，而是其温运脾肾之阳，使水谷运化，分清泌浊正常的缘故。

如1982年9月底，一陈姓患者，女，19岁，13天前误食不洁之物而腹痛，下利黏液脓血，里急后重，微有恶寒发热。粪常规示脓球（+++）、黏液（++）、红细胞（+++）；血常规示白细胞12300/立方毫米，拟"急性菌痢"，收住某医院传染科，应用抗生素、激素治疗4天，未见好转。邀某中医师会诊，以为湿热蕴结大肠，气机失调而投葛根芩连汤加味。5日后，腹痛减轻，里急后重渐除，便下黏液脓血次数由入院时的每日十余次，减为5次左右，粪检情况好转，但激素撤去时，脓血便次数剧增为10~20次，色暗红，腥臭，腹痛欲圊，粪检复如入院时况。仍依前方案治疗未能奏效。遂延余诊，其人形瘦，面色㿠白，头晕，纳呆，口干喜热饮，小溲清长，舌淡胖，苔白灰黑而润，脉弦细数。以为脾肾阳虚，邪陷太阴、少阴之证。

法当温运脾肾阳气，枢转中下焦气机。处桃花汤 1 剂：赤石脂 60 克，干姜、粳米各 30 克，煎服法同上。西医以阿托品等药配合灌肠治疗。傍晚药后至翌晨，便脓血即减为 7 次，腹痛亦轻。二诊时黑苔渐退，诸恙好转，知药中病，不必易方，继进一剂。粪转黄色，日解二次，腹痛渐除，黑苔退净，脉细数，原方赤石脂减半，撤下西药，药后粪检已复正常，唯头晕、纳少，续用五味异功散化裁善后。

本例系寒湿损伤太阴，以致下利脓血，叠用苦寒误治，脾肾之阳倍受戕伐，变生诸恙，体弱难支，倘若桃花汤仅是固涩剂，而非温里助阳，其虚弱之阳何以得复，而下利安能止乎？可见本方在下利便脓血症中，有固涩之效果，实缘于其温里之功。我们必须透过现象看本质。

总之，临床运用桃花汤，只要把握其有温里之功，针对中下焦虚寒之证，就可灵活变通，不能囿于"便脓血"一症，而作茧自缚。

大剂麻杏石甘汤治疗小儿喘憋性肺炎

1971年夏秋，闽东、浙南一带，小儿喘憋性肺炎流行，该病系病毒感染引起，西医用抗生素、糖皮质激素、麻黄素等处理，多致不救，夭折无数。当时我在福鼎沙埕公社卫生院，见遭不幸者，日有一二。

6月中旬的一个下午，一林姓病家，冒着暴雨，前来求治。诉其4岁之女昨日气喘，发热（体温38.2℃）入院，诊为"喘憋性肺炎"，经西药抢救，昨天半夜病情急趋恶化，又逢12级台风，舟车不通，无法转院，遂请中医赐方。我赶到病房，见患儿喘憋严重，唇甲青紫，鼻翼扇动，大汗淋漓，面色苍白，神志迟钝，舌红苔黄。我想起《伤寒论》第63条及167条所云："汗出而喘，无大热者，可与麻黄杏仁甘草石膏汤。"喘憋性肺炎与本病恰为合拍。然何曾用之而不效呢？忆所用麻黄、石膏等药，只不过钱许而已，但本病之来也迅猛，病情重笃，病重药轻，固然不克胜任，病重药亦得重，有故无殒，先贤已有明论，不能拘于小儿而束手误病。故拟大剂麻杏石甘汤加味图之。石膏 30 克，麻黄、银花、黄芩、知母各 9 克，杏仁、苏子、葶苈子、甘草各 15 克，水煎一次，待凉后频频服之，服后 2 小时左右，患儿喘憋稍缓，乃药中病机，更进一服，病情佳转。在细心观察下，于 16 小时内共进 4 剂，诸症大减。次日仍给 4 服，第三日进二服，痊愈出院。病家大为感激，同道无不称奇。

小儿喘憋性肺炎属中医的时疫、气喘等范畴，乃温邪感染，肺热壅盛所致，见喘憋紫绀、发热汗出、鼻扇脉数等。

本方由麻杏石甘汤合白虎汤化裁而成。麻黄本为发表散寒之药，得白虎则不走表而入里，宣肺降气；白虎得麻黄则不入中焦阳明，而为清上焦肺经之热；杏仁、苏子、葶苈子助麻黄，以增强宣肺降气平喘之功；银花、黄芩助白虎，以加强清热解毒的效果。必须指出，本方重用石膏至一两，麻黄三钱，葶苈子半两，且在小儿日服四五剂，药性极猛，若非大剂，则不足以攻邪治病，若非一日数剂，则不足以后继前驱，以达到足够的有效量和维持量。须得配伍半两甘草，且应频频均匀进服，以缓其药性，固护中焦，免受戕伤。更得中病即止，以免太过不及之弊。

六月下旬，又有一林姓 3 岁男儿，气喘紫绀，伴水样便腹泻 10 余次，急诊入院，体温 37.5℃，脉搏 118 次 / 分，神志模糊，鼻扇，有明显的三凹征，呈中度脱水外观，肺部闻及哮鸣音及细小水泡音。诊为"喘憋性肺炎伴腹泻"，予输液抗生素等抢救，病转危重，神色俱变，促其转院。父母抱至车站，但见呼吸断断续续，双目直视，恐途中有所不测，遂急邀余诊，投大剂麻杏石甘汤加味，病有起色，3 日内共服 10 剂，化险为夷。

几例治疗成功的消息迅速传开，远近同类患儿接踵前来求治，络绎不绝，仅三四个月，就收治300多例，全部痊愈。许多兄弟医院来函来电，要求给予介绍本方，使用后反映效果良好。温州市医院儿科主任医师，专程来访，回院后使用，来函证实疗效确切。

四逆散证属少阴病么

四逆散证列于《伤寒论·少阴篇》，是宋·赵开美校刻本的原书面目。曰："少阴病，四逆，其人或咳、或悸，或小便不利、或腹中痛，或泄利下重者，四逆散主之。"（318条）赵本《伤寒论》是后世医家公认为比较接近仲景原文面貌的古本，但少数注家对它还抱怀疑，认为条文的排列还是出于王叔和的纂乱。四逆散证是少阴病么？历代注家见解不同，争论不休，有否认者，原因是：①方药不相符。陆渊雷说："四逆散即大柴胡汤的变方，绝非少阴。"②病机不相符。王达貌说："四逆一证，盖因少阴为病寒所抑，不能熏蒸于胃，以致胃中阴阳格拒而不出于四肢，故四逆也。"③药证不相符。舒驰远说："腹痛作泄，四肢逆冷，少阴虚证也，何用四逆散，不通之至也。"有承认者，理由是：①四逆类证。唐容川说："四逆乃少阴之类证也。"②阴枢专方。陈修园说："四逆散是转少阴阴枢之专方。"下面从4个方面，谈谈我的看法。

一、病和证

四逆散证列于少阴篇，又称少阴病，是病的问题；四逆散治疗的证候范围，是证的问题。要了解四逆散证到底是不是少阴病，必须把病和证分开。

病指病象，证指因机。仲景论病以经为名，如太阴病，阳明病……等是；论证以方为名，如桂枝证、麻黄证……等是。在《伤寒论》中，既看不到太阴证、阳明证，也看不到桂枝病、柴胡病。两者虽然不同，但也不可分开，它们之间存在着互相依联的关系，同一种病象可能由各种不同的因机形成，即一病包括多证；同一种因机亦可以表现出各种不同的病象，即一证包括多病。太阳病有桂枝证、麻黄证，亦有柴胡证、白虎证；桂枝证有太阳病、阳明病，亦有太阴病。仲景区分六经病，不是某方之证，属于某经，而是根据某方之证的临床征象，像何经则属何经。麻黄汤证表现于营卫凝闭，身疼，腰痛，骨节疼，无汗，脉浮紧，此太阳气机不得开放外达者，则为太阳病；表现为肺胃气分不宣，脉浮，无汗而喘者，则为阳明病。不但如此，如表现出一经之病象，则属一经病；表现出两经的病象，则为两经病；表现出三经的病象，则为三经合病。论病凭病象，不拘何证；辨证凭因机，不拘何病，有何证，则用何方。从这个意义上来说，四逆散证既可以是少阴病，也可以是少阳病。所以会引起争论。

二、阴枢和阳枢

要明确四逆散证是少阴病还是少阳病，必须认识阴枢和阳枢。少阴阴枢和少阳阳枢，是少阴经和少阳经的两种不同的生理活动方式。从阳向阴，从上向下，从外向内，为阴枢的枢转方向，其失职，则阳气阴津不得从阳向阴转化，所表现的病象，都是少阴病，如脉微细，但欲寐，反发热，自汗，息高，小便不利，下利四逆……等是；阳枢枢转方向，是从阴向阳，从内向外，从下向上，其失职，则阳气阴津不得从阴向阳转化，所表现的病象都是少阳病，如口苦，咽干，目眩，目赤，耳聋，心烦，喜呕，往来寒热……等是。四逆散证之四逆，或咳、或悸、或腹中痛、或小便不利、或泄利下重等现象，都是阴枢失职，沟渠不通，阳气阴津停滞三焦，不得从阳向阴所致，无一症有阳枢郁抑，阳气不得外达之象，岂可与少阳病同论？

三、少阴病的提纲

怀疑四逆散证是少阴病的原因，对少阴病提纲的体会也是一个问题。许多注家认为，仲景设立六经提纲各一条，目的是作六经病的主证，其余条文都是附加证，所谓少阴病三浮，即指脉微细但欲寐而言，有脉微细但欲寐为主的证才算是少阴病，否则便不能算作少阴病。《伤寒论》318条之症状亦当以脉微细但欲寐为主；其四逆，或咳，或悸……等为次，否则，就不是少阴病。果真如此之症，即当属虚寒证范畴，既是虚寒证，就没有用四逆散治疗的理由。舒氏所谓"不通之至"，就是从这个论点发展起来的。

实际上，仲景设立提纲的目的，是提示病机，区分六经不同的活动方式和病理变化趋势。少阴病脉微细，微为阳气虚，细为阴血少，以此候阴中之阴虚；但欲寐是不得寐，为神气不得从阳入阴，以此候阳中之阳有余，前者提示阴枢失职的因机，后者提示阳气不得从阴枢为化的标象。推而言之，凡属阴枢失职，阳气不得枢转入阴所表现的病象，无论是寒是热，是实是虚，是表是里，都是少阴病。少阴篇中有四逆汤、真武汤之虚寒证，也有黄连阿胶汤、猪肤汤之虚热证；有大承气汤之急下之里实证，又有麻黄附子细辛汤之表实证，寒热虚实诸证皆有，岂是脉微细但欲寐，虚寒一证所能概括哉？所以，四逆散证属少阴病，并非不通。

四、四逆散与小柴胡汤

再从方剂组成来看，四逆散与小柴胡汤，药物虽然相近，但方剂组织完全相反，小柴胡汤为阳枢的主方，重用柴胡为君，升发少阳之气，以姜、枣、人参调中益气助其升发，其中虽有黄芩、半夏之辛开苦降，但因升发之药多，苦降之药少，则苦降反为升发之反佐。其加减，除柴胡、甘草二味，一为升发枢机，一为和中守轴，没有变动外，其余诸药皆出入更易，使其阳枢转化；四逆散为阴枢之主方，四味药量等分，方中芍药、枳实酸收苦降，甘草和中缓急，虽有柴胡之升发，因其收降之药多，升发之药少，则升发反为收降之佐。其加减：咳为水停于肺，加干姜、五味子温肺散寒酸收下气；悸为水气凌心，加桂枝以平其冲气；腹中痛为寒水侮土，加附子温肾纳阳；小便不利为水停膀胱，加茯苓降气利水；泄利下重为大肠气滞，加薤白利气通肠；都为枢转阴枢而设。从方测证，支持陈修园氏之观点。

综上所述，笔者认为四逆散系枢转少阴阴枢之方，四逆散证列于少阴病篇为妥，赵本《伤寒论》318条无误。

温经汤的临床运用

温经汤出自张仲景《金匮要略·妇人杂病脉证并治篇》，顾名思义，它有温通奇经八脉的作用，是妇科一首常用方剂。用之得法，取效若神，现将本人临床运用的点滴体会，做一简单介绍。

一、组成与功效

温经汤由吴茱萸 9 克，当归、阿胶、川芎、芍药、人参、桂枝、牡丹皮、生姜、甘草各 6 克，半夏 15 克，麦冬 30 克组成。以半夏、吴茱萸、桂枝、生姜温经散寒，化浊通脉；合甘草则辛甘化阳；麦冬、阿胶、芍药、当归、川芎养血滋阴，充填冲任；牡丹皮配芎、归活血祛瘀通经；而人参、甘草、生姜、大枣益气健脾和胃以资生化之源，因冲任隶于阳明也。诸药配合，共奏温经通脉、养血祛瘀的作用。

二、临床运用指征

余常用温经汤治疗妇科虚寒性疾患，包括月经不调、闭经、崩漏、痛经、不孕、子宫肿瘤等，证属冲任虚寒、瘀血内停者。因妇人以冲任为本，冲为血海，任主胞胎。二脉不足，则其生理功能失调，出现种种病症。温经汤善于补养温通二脉，恢复其冲要、任养之职，而能主宰妇人生理活动，俾阴阳调和，病邪乃消。临床运用本方的指征：月经色暗有血块，小腹冷痛或如针刺，带白稀而不臭，面色无华，舌淡暗或有瘀点、瘀斑，脉细涩。寒气偏甚者，重用吴茱萸、桂枝；血虚为主者，加重当归、阿胶；瘀血明显者，川芎、当归、牡丹皮加量，易白芍为赤芍，酌加桃仁、红花；阳气不足者，去牡丹皮，以肉桂易桂枝，加黄芪、附子，重用人参；漏下色淡不止者，去牡丹皮，加艾叶、熟地；气滞者加香附、乌药。

三、病案举例

例一，陈某，女，36岁，已婚。1963年3月15日诊。月经先后无定期，经常淋漓不断，与白带交替而下，体形衰弱，少腹冷痛，经温州某医院诊为"子宫肌瘤"，欲行子宫全切除术，惧而返回。邀余诊治，按其脉弦，察其舌淡苔薄，乃属胞中虚寒，经脉滞凝，血瘀癥结，治拟温经暖胞散寒、活血行瘀消癥，即取温经汤出入，吴茱萸、半夏、红花各6克，肉桂、甘草各3克，当归15克，川芎、艾叶炭、麦冬、香附、桃仁各10克，六神丸30粒（吞服），10剂。服药漏下大减，白带止，腹痛除，药已中病，原方再进，计服60剂，2月后随访，漏下已止，经期如常，精神舒畅，经妇科复查 2 次，证实肌瘤消失。

例二，王某，女，24 岁，演员。1967 年 2 月 23 日诊。婚后胎坠，苦于妊娠，相继服用奎宁丸达五百余片，以图避孕。后经温州某医院妇检，谓"子宫缩小三分之一"。遂来余处求治，两年来月经常衍期，淋漓不愈，其量时多时少，色黯质薄，时挟血块，少腹胀痛，拒按，面浮憔悴，头晕肢倦，白带多，缠绵不尽，舌淡苔薄，脉沉。此冲任虚寒，经脉凝滞之证。法当调养冲任、温经散寒，方用温经汤加减：吴茱萸、川芎、半夏、香附、红花、麦冬、附子各 6 克，肉桂（冲）、甘草各 3 克，当归、艾叶炭、益母草、川断各 10 克，党参 15 克，10 剂。患者服 3 剂后，经量增多，色黯挟有瘀块，疑为药误，前来复诊，问其"腹痛否？"答："血块下而痛除。"余乃谓："脐腹疼痛，血去反快，此瘀欲去之征，可继服原方，不必多虑。"服至 5 剂，经漏已止，10 剂后白带亦净。面色转佳，纳增。唯腰腿酸楚。盖经漏日久，冲任亏损，遂拟右归饮调治，后再妇检，子宫已复常态矣，年余顺产一男孩。

乌头汤临床运用经验

乌头汤出自《金匮要略·中风历节病脉证并治》篇中，曰："病历节不可屈伸疼痛，乌头煎主之。"我临证50余载，对于风寒湿所致的历节痹痛，每以此汤变通化裁而投之，多获立竿见影之效。

一、方剂组成

《金匮要略》载：麻黄、芍药、黄芪、炙甘草各三两，川乌五枚（咬咀，以蜜二升，煎取一升，即出乌头），咬咀前4味，以水三升，煮取一升，去渣，内蜜煎中，更煎之，服七合。不知，尽服之。

余临床上分重剂、中剂、轻剂三种，乌头重剂20克、中剂15克、轻剂10克，蜂蜜分别为60克、50克、30克，甘草分别为25克、15克、10克，余药随证酌定。乌头与蜜同煎2小时，其他按《金匮要略》煎煮法。

二、方解

方用乌头祛寒胜湿止痛，麻黄发表宣痹，芍药、甘草缓急舒筋、和营安中，黄芪益气固卫、牵制麻黄之过于发散，白蜜甘缓、以解乌头之毒，须三倍于乌头并且久煎，方能稳妥。诸药合用则使营卫振奋，表里宣通，骨节间寒湿自然无所依附而解散，使得肢体运动自如，疼痛自止。

三、辨证运用

临证用药，贵在灵活变通。余运用乌头汤分为6种情况：①寒重，表现为疼痛剧烈，重用乌头，即取重剂。②湿重，特点是肿甚，取中剂，加二术。③挟风，疼痛游走不定，取轻剂，加防风。④挟热，热则尪羸，取轻剂，重用白芍，加知母。⑤挟瘀，见色暗，青筋显露，取轻剂，加桃仁、红花。⑥兼气虚，出现舌白淡胖，取轻剂，重用黄芪，加党参。

四、典型病例

• （一）历节痹痛，偏于寒重

李某，男，42岁，农民，浙江平阳人。1978年3月10日就诊。

患者以抓鳖为生，2年前出现右手指麻木，疼痛不能屈伸，逐渐加重，并向上发展至肩臂，按之疼甚，冷若冰水，不红不肿，形寒畏冷，经糖皮质激素、针灸等治疗，虽能缓解一时，但终不能愈。前来求治于余，望其面色暗淡，舌质淡胖，苔薄白腻，切其脉沉。此乃风寒湿伤于经脉骨节，偏于寒重，方用乌头汤重剂祛寒止痛，胜湿逐风。乌头20克，麻黄、白芍各15克，炙甘草25克，黄芪30克，蜂蜜60克。水3碗，先煎乌头、白蜜2小时，去乌头内余4味，煎成一碗去渣分温3服。

3月11日复诊，症未进退，舌脉如前，知病日久，非数剂而能效，步上方继进3剂，煎法如前。

3月24日三诊，疼痛稍减，余症同前，知药中病机，连服20余剂，手能伸，掌能握，疼痛消失而愈。

（二）历节痹痛，偏于湿重

周某，女，48岁，渔民，福鼎沙埕人。1978年1月5日诊。

左脚浮肿，疼痛不能屈伸，经治月余未效，而邀余诊治。证见左侧大腿至足趾，节节疼痛，水肿按之凹陷难复，肢冷，喜热烘之，面色晦暗，舌质胖大，苔白腻厚，脉沉迟。此属湿重型，取乌头汤中剂，重加苍白术以燥湿。乌头、麻黄、白芍、炙甘草各15克，黄芪、苍术、白术各30克，蜂蜜50克。煎服法同上。

1月6日复诊，药后小便甚多，食欲增加，脚肿稍减，舌脉同前，药已对证，步上方30余剂而尽瘳。

（三）历节痹痛，偏重于风

连某，女，51岁，渔民，福鼎沙埕人。1979年1月2日就诊。

左半身历节疼痛，游走不定，时而肩背，时而膝肘，时而足跟，时而胸胁，屈伸不利，不红不肿，亦不冷热，面色无华，舌质淡胖，苔白腻，脉迟缓。此乃偏重于风，治宜乌头汤轻剂，加防风。乌头、麻黄、白芍、炙甘草各10克，黄芪、防风各15克，蜂蜜30克。

1月5日复诊，药进3剂，疼痛减轻，原方再进十余剂而安。

（四）历节痹痛，挟热型

张某，女，49岁，农民，福鼎蟠溪人，1982年2月2日就诊。

历节痹痛已年余，经中西药治疗未效，而邀余诊治。证见右脚挛急疼痛，屈伸不利，肌肉消瘦，按之疼甚，面色暗红，大便秘结，小便微黄，心烦失眠，口不渴，舌质淡红，苔微黄，脉弦细。此属挟热型，用乌头汤轻剂，重用白芍，加知母。药用乌头、麻黄各10克，白芍50克，知母、黄芪、蜂蜜各30克，炙甘草15克，进3剂。

2月5日再诊，症有好转，继以上方加减，连服20余剂而安。

（五）历节痹痛，挟瘀型

钟某，女，58岁，职工，福鼎城关人。1984年1月3日诊。

右手历节疼痛，屈伸不利数年，按之刺痛，青筋显露，形寒畏冷，精神萎靡，头部重痛，纳少，口不渴，大便溏，小便频多，舌紫少苔，脉涩。乃寒重挟瘀型，治当取乌头汤中剂，加桃仁、红花。乌头、麻黄、炙甘草、白芍各15克，黄芪、蜂蜜各30克，桃仁10克，红花6克。

1月6日复诊，3剂后疼痛稍减，舌脉同前，药已对证，步原方出入，治疗月余而瘳。

（六）历节痹痛，兼气虚

杨某，女，47岁，家妇，福鼎城关人。1981年3月6日诊。

洗衣为业20余载，5年前出现两手疼痛，不得屈伸，予抗风湿等治疗无效，日形虚赢，遂前来就诊。症见面色无华，语声无力，双手疼痛，不拒按，不得屈伸，皮色苍白，纳差，口不渴，小便短少，大便正常，舌质淡胖，苔白腻，脉细弱。此乃久病伤正，兼有气虚，取乌头汤轻剂，重用黄芪，加党参。药用乌头、麻黄、白芍、炙甘草各10克，黄芪120克，党参50克，蜂蜜30克。3剂。

3月6日复诊，药后精神振奋，疼痛减轻，食欲好转，守上方进退，30余剂而愈。

综上所述，乌头汤堪称治疗风寒湿历节之良方，俗多畏乌头剧毒而远之，既用亦不过2~3克而已，浅尝辄止，焉能中病。其实，临床上只要正确配方，注意煎服之法，则其毒可制，其用得彰。临证贵在胆大心细，辨证准确，随证化裁，自能收效。

若因煎服失宜，而致乌头中毒，吾师吴品三先生，授余一方，即羊肉半斤炖调蜂蜜三两，或新鲜羊血伴蜂蜜，频频服之。昔有一患者服乌头中毒，脘疼不休，寝食俱废，眩晕不起，舌光龟裂，皆谓性命难保，余嘱其服羊肉炖调蜂蜜，每日1~2剂，一周后应验康复。

凉膈散的临床运用

凉膈散载于《太平惠民和剂局方》，由连翘1200克，大黄、朴硝、甘草各600克，栀子仁、薄荷叶、黄芩各300克，竹叶3克，蜜少许组成，它有清上泻下而凉膈的功效。就其方义，汪䚡庵在《删补名医方论》中有一段精辟的论述，曰："此上、中二焦泻实火药也。热淫于内，治以咸寒，佐以苦甘。故以连翘、黄芩、竹叶、薄荷散火于上，而以大黄、芒硝之猛利，荡热于中，使上升下行而膈自清矣。用甘草、生蜜者，病在膈，甘以缓之也。"临床上运用于"心火上盛，中焦燥实，烦躁口渴，目赤头眩，口疮唇裂，吐血衄血，大小便秘，诸风瘛疭，胃热发狂，小儿急惊痘疮黑陷"等（《医宗金鉴·增补名医方论·卷四》）。

临床上我将散剂化为汤剂，药量斟酌证情而定。重用连翘为君。欲其清上者减硝黄之量，而增甘草、蜂蜜，使之缓留于上，或去硝黄加桔梗，仿元素"为舟楫浮而上行，治上焦诸热便不实者"；腑实为甚，胃热上蒸，而欲其泄下者，增硝黄之量，而减甘草、蜂蜜之甘缓，使其驱下力加强；表热怫郁者，增薄荷、竹叶之透达；心烦尿赤，重用栀子、竹叶以清心除烦；肺热甚者加重黄芩用量，后者乃肺经之寒药也。

膈热腑实，煽动肝火，两手抽搐，本方加青黛、板蓝根清泻肝火，名活命金丹；或加羚羊角平肝息风；膈热腑实，炼津成痰，阻滞心窍，舌强不语者，加菖蒲、远志化痰开窍，名曰转舌膏……总之，以膈热腑实为中心所导致的病变，都可化裁本方而投之。其诊断要点是胸膈烦热，面赤唇焦，溲赤便秘，舌红苔黄或焦燥，脉滑实。现将临证验案摘录四则于下，以资说明。

- 例一：

刘某，男，41岁，农民，1981年5月8日就诊。

高热头痛已周余，经当地卫生院对症处理无效，体温39.5℃，面红目赤（以内眦为甚）头痛如劈，唇焦口燥，渴喜冷饮，胸中烦热不寐，大便微溏，舌红苔黄燥，脉浮数。乃心火内盛，上扰清窍之证，治宜凉膈散去硝黄加桔梗以清上焦心火。方以连翘、蜂蜜各30克，黄芩、薄荷、桔梗各15克，甘草、栀子、竹叶各10克，2剂。

药后身热渐退（体温 37.5~38℃），头痛减轻，余症悉减，续原方出入，2剂而愈。

- 例二：

刘某，男，6岁，1978年4月5日就诊。

其母代诉：发热（体温 38.6~39℃），手足厥冷5日，因误治热盛动风。辰下证见：壮热（体温 39.2~40℃）无汗，口噤气粗，两手抽搐，心烦躁扰，尿赤而臭，腹胀便秘，舌红苔黄燥，脉弦数。此膈热腑实，引动肝风，投活命金丹为治。方拟连翘、蜂蜜各 15 克，大黄（后下）、黄芩、栀子、竹叶、青黛各 6 克，薄荷、芒硝（冲）各 5 克，板蓝根 10 克，1 剂。

药后大便 2 次，秽臭，发热、抽搐减轻，步上方，硝黄量减半，再进 3 剂，诸恙均瘥，续以调理肝脾数日而安。

- 例三：

杨某，男，42 岁，渔民，1977 年 6 月 8 日就诊。

舌强难言伴高热 5 日。察其壮热（体温 39~40℃）神迷，面色红赤，口流稠涎，大腹膨胀，便秘溺赤，舌质红绛，脉象洪大，追溯其烟酒成性，嗜辛好辣，以致实热内蕴，痰火扰心，拟转舌膏清心泻火，化痰开窍。方以连翘、蜂蜜各 30 克，大黄（后下）、黄芩、薄荷、竹叶、远志各 15 克，栀子、甘草、芒硝、菖蒲各 10 克。水煎分 3 次温服。

药后二便通畅，发热稍退，舌强减轻，步上方 2 剂，大便 4 次，热退神清，舌动灵活，继以调理心脾而安。

- 例四：

陈某，男，57 岁，渔民，1978 年 8 月 3 日就诊。

神昏不语伴右半身不遂 6 日，西医诊为"脑血栓形成"，病势危重，邀余急诊。兼见面红赤，呼吸气粗，高热（体温 39.2~39.5℃），无汗，大便 3 日未行，小便短赤，舌红绛，卷缩，脉洪大。查素有高血压病史，又嗜酒无度，证属膈热腑实，上扰心神，引动肝风。以凉膈散加羚羊角清心泻腑，平肝息风。方拟连翘 30 克，大黄（后入）、黄芩、甘草各 20 克，薄荷、栀子、竹叶各 15 克，蜂蜜 60 克，羚羊角（磨冲服）3 克，1 剂。

药后便下甚多，全身微微汗出，发热渐退。步上方2剂，二便通利，发热渐平，神志渐清，能进少量稀粥，乃热平风息，改滋养肝肾调治。

谈谈乌金散

乌金散系民间验方，由黑、白丑组成，具有化痰散结、泻下去积、利水消肿的功能，临床上用于气血郁结、痰饮阻滞、三焦塞壅、浊阴不降之病证，疗效显著，似乌金之珍贵，故而得名。余临证用之者概千余例，多能得心应手，下面略做介绍。

一、淋巴结炎

林某，男，32岁，浙江平阳人。1962年5月间，右腹股沟红肿而痛，摸之灼热，质地较硬，呈梭形，长三寸许，尚未化脓，右足不能伸直，大便秘结，小便黄，体温38.5℃，脉偏数。此乃热毒蕴郁气血，阻滞经脉，治当清热解毒、消肿散结，拟乌金散，黑白丑各9克，捣成细末，分2次白烧酒送服。又黑白丑各15克，捣成细粉，以白烧酒调匀，敷患处。用药3日而愈。

郭某，男，45岁，福鼎沙埕人。1976年4月起左颌下肿块，某医院诊为颌下淋巴结炎，用抗生素治疗效果不明显。前来我处求治，见颔下肿块如鸡蛋大，不红、不热、不痛，吞咽困难。用上法 5 天消散痊愈。

黑白丑即牵牛子，本为泻下之药，用烧酒冲服或炖服，则随酒之剽悍而走经络，散结消肿，不作泻下。若用开水冲服或水煎服，则走胃肠而为泻下逐水。临证配合，微妙如此。

二、扁桃体炎

黄某，女，25 岁，福鼎前岐人。1976 年 5 月 6 日就诊。患慢性扁桃体炎 3 年，反复发作，西医决定手术切除，为避免手术痛苦，前来我处求治。两侧扁桃体Ⅲ度肿大，吞咽困难，舌正脉缓和。拟乌金散加雪里开以增强清热解毒、化瘀散结之力。黑白丑、雪里开各 15 克，二丑杵为末，烧酒炖，雪里开用米泔水磨汁冲入，分 2 次服，再 1 剂含口。药后少顷吐涎沫甚多。连用 5 天告愈。1981 年因失眠就诊，诉未复发。

刘某，男，48 岁，福鼎沙埕人。1973 年 4 月 3 日就诊。其妻代诉，患者咽喉肿痛已 2 天，下午突然不能说话，查其扁桃体Ⅲ度红肿，体温 37.8℃，舌淡苔黄，脉数。乃热毒壅结，上攻咽喉。同用上方，药后 2 小时许，病灶表面破裂，流出脓血痰涎，3 剂而愈。

三、急性乳腺炎

连某，女，23 岁，福鼎沙埕人。1977 年 2 月 5 日就诊。乳部红肿热痛，发热（体温 38.5℃）、恶寒 4 天，苔薄白，脉数，乃热毒蕴结肝经，气血郁滞，拟用乌金散，黑白丑各15克，杵末，白烧酒炖服，渣敷患处，5日而愈。

四、乳腺增生

陈某，女，28岁，福鼎沙埕人。右乳肿块数月，经某医院病理切片检查，为乳腺增生，住院2个月，肿块缩小，质地变软而出院。3个月后，肿块又增大，而邀余诊。右乳肿块有碗大，质地较硬，周围挛急不舒，不红不痛，心烦不眠，形体消瘦，眩晕乏力，大便秘结，舌脉正常。此系痰瘀互结肝经所致。以乌金散加葎草入肝经，增强消肿散结之功。黑白丑各15克，葎草30克，白烧酒炖2次，分两次服完，外用乌金散，白烧酒调敷患处。连用20余剂见效，后以调理气血收功。

五、肝硬化腹水

林某，男，45岁，浙江平阳人。单腹胀一年多，某医院诊为肝硬化腹水，西医治疗效果欠佳，于1973年6月3日邀中医诊治。其人腹胀如鼓，两胁胀痛，饥而欲食，食则胀甚，渴而欲饮，饮入即吐，时鼻微衄，大便秘结，小便黄臭，舌红苔微黄，脉弦数，此乃气滞血瘀，肝脾不调，水饮积聚，予黑白丑各15克，小茴香9克，半边莲30克，清水炖服。前后二便畅，量甚多，连进10剂，腹水消退，肝可触及肋下5厘米，脾3厘米，精神倦怠，脉象微弱，此邪虽衰减，正气已虚，原方减二丑各9克，加党参30克，肉桂3克，水、酒各半炖服。连服30余剂，体质好转，能参加轻微劳动。继以原方配合大黄蟅虫丸调治，连服 2 个月，肝功接近正常，随访至今仍健在。

六、癫痫

薛某，男，8 岁，福鼎沙埕人。1972 年 3 月 2 日就诊。患癫痫已月余，一连发作 3 次，发作时两目直视，两手抽搐，神昏不语，口流涎沫，舌脉正常，拟为气逆痰壅，神机闭塞，以乌金散加味调治，黑白丑、明矾、胆南星各 15 克，郁金 5 克，研细末蜜炼为丸，每次 5 克，日服 3 次，7 日为一疗程，连服 3 个疗程而愈。1982 年见到其父，诉未复发。

七、小儿疳积

连某，女，3 岁，福鼎沙埕人。1975 年 7 月 6 日就诊。腹满月余，面黄肌瘦，不能步行，啼哭不已，大便秘结，小便时如米泔水，舌上虫斑，指纹至气关紫而沉滞，乃虫食积滞，运化失司使然。拟乌金散加芜荑以增强消疳杀虫之力。黑白丑各 5 克，芜荑 6 克，杵粉调蜂蜜 30 克，分 3 次一日服完。药后大便 2 次，排出蛔虫数条，粪便中夹黏液积滞之物不少而臭秽，腹宽喜食，神爽，继以调理脾胃收功。

八、习惯性便秘

欧某，女，52 岁，福鼎沙埕人。习惯性便秘已 12 年，八九日，甚至十数日大便一次，干结涩滞，曾服一轻松通便片、果导以及大小承气汤、麻子仁丸等，效果不明显。1975 年 3 月

22日就诊，拟津液不足，燥屎内结，用乌金散加蜂蜜为丸调治。黑白丑各120克，蜂蜜240克，二丑研细末，炼蜜为丸，每次9克。第一日服6次，第二日5次，第三日4次，第四日3次，以后每日早晚各1次，如此50余日，便秘逐渐减轻，至每日1次。

由上可见，乌金散药简价廉，用之得法，效验出奇。因煎服法及配伍之不同，功效颇异，用于治疗各种不同病证。和酒服则走经络，散结消肿；煎水服则走胃肠，而为利水泻粪；水、酒各半则兼具上述两种功能；调蜂蜜即润肠通便；加雪里开以利咽喉；加茞草即走肝经；加小茴香则理气化瘀；加半边莲则利水消肿；加芫荑则消疳杀虫；加郁金、明矾、胆南星便有化痰息风开窍之功；加大黄䗪虫丸颇具破瘀软坚消癥之力。然，亦须告诫，本品苦寒克伐，孕妇及脾胃虚寒者慎用。

防风通圣散的临床应用

防风通圣散是金代名医刘河间所创制，见于《宣明论》书内，为治风热壅盛，表里俱实诸证的名方。王旭高对本方评价很中肯，认为是"表里气血三焦通治之剂，汗不伤表，下不伤里……"叶桔泉推崇本方与《局方》五积散是一双对峙方剂，一阴一阳，一寒一热，一治风火实证，一治寒湿实证。兹将本方功用及个人治验介绍于下。

一、本方的组成和主治

本方的组成药品为防风、连翘、麻黄、薄荷、川芎、当归、白芍、白术、黑栀子、荆芥、大黄（酒蒸）、芒硝各15克，石膏、黄芩、桔梗各30克，甘草60克（或作90克），滑石90克，共研为粗末，每服6~9克，用水一大碗，加生姜3片，煎至六分，温服。

主治：憎寒壮热，头目昏眩，目赤睛痛，口苦口干，咽喉不利，胸膈痞闷，咳呕喘满，涕唾稠黏，大便秘结，小便赤涩，并治溃疡肿毒，肠风痔漏，惊狂谵语，手足瘈疭，丹斑瘾疹等证。

二、本方的组织和方义

本方组织的特点是药味众多，药性周备，一方兼有发汗、通下、清热、泻火、散风寒、利小便、调肝行血、健脾和中的作用，其中包括双解散、凉膈散、六一散、四物汤及调胃承气汤等方。本方的方义，明·吴琨有很详细的论述，他说："防风、麻黄解表药也，风热之在皮肤者，得之由汗而泄；荆芥、薄荷清上药也，风热之在巅顶者，得之由鼻而泄；大黄、芒硝通利药也，风热之在肠胃者，得之由后而泄；滑石、栀子水道药也，风热之在决渎者，得之由溺而泄；风淫于膈，肺胃受邪，石膏、桔梗清肺胃也，而连翘、黄芩又所以祛诸经之游火；风之为患，肝木主之，川芎、归、芍和肝血也；而甘草、白术所以和胃气而健脾。刘守真长于治火，此方之旨，详且悉哉。"本方主要功用是表里双解、上下清利，其中甘草用量特重，既能和缓诸药，又能守中和胃，使本方威而不猛，祛邪而不伤正。

三、本方的临床治验

本方常用于治疗：①感冒时邪；②风毒斑疹；③中毒；④血瘀生热；⑤风热赤眼；⑥鼻渊；等证。兹举例如下。

- 例一：

黄某，男，32岁，农民。1962年8月就诊。

患者因耕作冒雨，随即发病，头痛体痛，恶寒发热，神志昏蒙，面目红赤，无汗口渴，手足阵搐，呼吸急促，腹部满痛，大便未通，小便短赤，舌红苔黄浊，脉洪数。证系外感时邪，邪热弥漫三焦，蒸郁蒙蔽清窍，拟防风通圣散，通解三焦。

处方：防风、川芎、当归、白芍、大黄、薄荷、麻黄、连翘、芒硝各6克，石膏、黄芩、桔梗各12克，滑石18克，甘草15克，荆芥、炒白术、山栀子各3克，葱白10根，煎汤分3次服。

服1剂后，大便得通，遍身汗出，神志清醒，阵搐停止，将原方去硝、黄再进1剂，续得全身微汗，头疼寒热尽除，因小便尚红，脉仍数，以里热未尽，将药方更去麻黄、荆芥、薄荷、防风，倍用滑石、连翘、栀子，连服2剂，诸症痊愈。

- 例二：

黄某，男，21岁，渔民。1963年11日就诊。

患者初觉恶风发热，全身瘙痒，继而头项、胸胁皮肤发生片状斑疹，心烦不眠，经治7天无效，头面肿大，目闭难开，目赤，全身遍布红色斑疹，流黄色稀液，痛痒难忍，烦躁不安，言语謇涩，神识尚清，口渴喜饮，大便7日未通，小便短赤。舌质绛，苔黄燥，脉洪实，此系感受风毒，毒火炽盛，扰气动血，表里俱实，拟防风通圣散，倍用芒硝、大黄，清气凉血，解表通里。

处方：防风、川芎、当归、白芍、薄荷、麻黄、连翘各6克，大黄、芒硝、桔梗各12克，石膏24克，黄芩、甘草各15克，滑石30克，荆芥、白术、炒栀子各3克。每日1剂。

连服3剂，下秽臭大便十余次，热退，斑疹逐渐消失，诸症均安。

• 例三：

林某，男，20岁，渔民。1961年4月就诊。

起病突然腹中绞痛，肢冷脉伏，历1小时左右，继发高热（40℃），不能说话，头面腹背四肢相继出现紫斑，旋即密布，瘙痒难忍，全身皮肤板硬，二便闭塞，舌苔厚浊，脉弦数而滑。询知病前曾食未熟山芋3斤（1.5千克），食后觉咽喉麻紧，继则发生上述诸症，诊系山芋中毒，急宜解表通里、宣上泄下，以排除毒素，拟防风通圣散煎汤与服。服后果汗出淋漓，大小便通利，诸症逐渐消失。

• 例四：

林某，女，16岁。1960年9月就诊。

患者因爬树坠跌，右胁青肿约有掌大，感疼痛，当时，曾服青草伤药五六日，痛势未减，腹满气逆，脉沉数，舌色紫晦。诊为血瘀生热，治宜宣经散热，拟防风通圣散，倍用大黄、当归，并加乳香、没药，服3日。下黑色稀便，右胁肿痛渐消，其他症状亦消失。

• 例五：

潘某，女，27岁，渔民。1963年1月就诊。

患者两眼红肿，疼痛羞明，微发热，大便干，小便黄，舌苔薄黄，脉浮略弦数。诊为感受风热外邪蕴蓄三焦，肝胆之火上炎，治宜通解清利，拟防风通圣散3钱煎服，日3次，服2日而愈。

• 例六：

蔡某，女，14岁。1962年2月就诊。

患者鼻塞流浊涕，腥臭难闻，已4个多月，医治无效，时有恶风微热，口渴，舌红苔薄黄，脉浮数，诊为风热客于少阳胆经，随经上移于脑，即《黄帝内经·厥气论》所谓"胆移热于脑则为辛頞鼻渊"也。治宜上升下泄，拟防风通圣散，倍荆芥、薄荷、葱白，每服散剂10克煎汤，一日早晚饭后服。服2日，鼻塞即通，服至六日脓涕消失，病即痊愈。

总之，本方原是散剂，取用方便，但因病情需要，须临时增损药味及用量，亦可改为汤剂。本方适用范围颇广，其中主药必须灵活掌握，如咳嗽喘急，以麻黄、桔梗为君；阳明腑实以硝、黄为君；风寒重者以荆防为主；恶血停瘀者则归芎加重。根据病机，辨证用药。本方所治以风热为主，凡风寒无热或内热而表不实者，均不可滥用。

甘露饮的临床应用

一、组成与功用

甘露饮方出《和剂局方》，由熟地黄、生地黄、麦冬、天冬、石斛、枇杷叶、枳壳、茵陈蒿、黄芩、甘草组成。本方分二组：①熟地黄、生地黄滋阴补肾，麦冬、天冬、石斛清养肺胃。这组药物目的在于养阴以配阳，为治本之计。②黄芩、茵陈蒿清利湿热，枳壳调畅气机，并重用枇杷叶以开宣上焦，使气化则湿亦随之而化。这组目的在于清利湿热，宣调气机，使津液归于常道。更以甘草调和诸药。全方补、清、宣、消俱备，利不伤阴，滋不恋邪。共奏养阴清热、宣肺利湿之功。陈修园先生云："足阳明为燥土，喜润而恶燥，喜降而恶升，故以二冬、二地、石斛、甘草之润补之；枇杷叶、枳壳之降以顺之；若用连、柏之苦则增其燥，若用芪、术之补则虑其升，即有湿热，用一味黄芩以折之，一味茵陈以渗之足矣。"凡"丈夫、妇人、小儿胃中客热，牙宣口气，齿龈肿烂，时出脓血，目睑直垂，常欲合闭；或即饥烦，不欲饮食；及目赤肿痛，不任凉药，口舌生疮，咽喉肿痛，疮疡已发未发，皆可服之。"并主"脾胃受湿，瘀热在里，或醉饱劳房，湿热相搏，致生黄疸病，身目皆黄，肢体微肿，胸满气短，大便不调，小便黄涩，或时身热"等肺、脾（胃）、肾三脏阴津亏虚，虚火上炎而湿热壅滞证。

二、临床案例

- ### 例一：牙龈出血（肺胃阴虚，燥热炽盛）

周某，男，36岁。1975年5月5日就诊。

牙龈反复出血已有数年。近2个月来出血频繁，晨起刷牙满口鲜血，伴口臭，口渴喜冷饮，咽喉干燥，时时干咳，声音嘶哑，善饥多食，大便时干时溏，量多味臭，小便黄短，睡眠欠佳，午后颧赤唇红，形体消瘦，舌红，苔黄燥，脉弦数。证属肺胃阴虚，燥热炽盛，迫血上溢。取甘露饮滋润肺胃，凉血止血。二地、二冬、玄参、茵陈蒿、石膏各15克，鲜石斛、枇杷叶、川牛膝、黄芩各10克，茅根30克，枳壳、甘草各6克，水煎服，2剂。

5月7日复诊：出血已止，二便如常，余症好转。以久病阴津不易骤复，余热尚未尽清，乃继上方去牛膝、茵陈蒿、枳壳，加入木蝴蝶6克，蝉蜕10克，沙参10克。嘱服10余剂，并忌食辛辣油腻之品。

按：本例肺胃阴虚，燥热炽盛，迫血妄行，循经上溢而见龈衄。针对病机投以滋阴清热之甘露饮加茅根、牛膝凉血引血下行，少佐石膏清镇燥火，更入玄参以增主方滋润凉血之力。药后血止去牛膝、茵陈蒿、枳壳，加入沙参、蝉蜕、木蝴蝶更有润养之妙，故药后证愈，嗣未复发。

- 例二：消渴（胃热伤阴，阴虚火旺）

黄某，女，36岁。1979年7月18日就诊。

口渴多饮，小便频数量多，善饮多食，经某医院诊断"糖尿病"，用中西药治疗后症状改善，但反复发作。多食易饥，昼夜酷饮冷开水，尿多浑浊，形体消瘦，面色晦暗无华，头晕目眩，耳鸣，两腿酸软，大便燥结。牙龈肿痛，舌红苔黄燥，脉弦细数。尿检：尿糖（++++）。诊为胃中热炽、金燥水亏、阴虚火旺之消渴病。治宜清胃养阴，滋肾润肺。二地各30克，二冬、石斛、茵陈蒿各15克、枇杷叶、黄芩各10克，枳壳6克，新鲜苦瓜60克，猪胰一条。先煎苦瓜、猪胰，去渣后纳入诸药重炖，频频服之。又嘱以苦瓜、猪胰经常食用。守服上方，热盛加石膏、知母；胃肾阴虚加山萸肉、黄精、淮山药；热减去茵陈蒿、黄芩、枳壳等泄利之品。一月后诸症尽消，形体渐充，尿糖检查阴性，随访4年未复发。

按：消渴之疾，以多饮、多食、多尿、消瘦为主证，多由肺胃肾三脏热灼阴亏，水谷转输失常所致。本例因进食甘厚之品，胃热炽盛，故善饥多食，口渴多饮；损耗肾阴，肾失固摄，精微下注，则小便浑浊，如有膏脂，胃火上蒸，肺失敷布，精微不得营养周身，则肌肉消瘦。脉证合参，系肾虚、肺燥、胃热之消渴。据证核脉，投甘露饮加减，并食苦瓜、猪胰辅之。盖用猪胰者，如张锡纯先生云："盖猪胰子即猪之膵，是人之膵病，而可补以物之膵也。"另用苦瓜苦寒无毒，除邪热，坚胃阴，共奏清胃火，养胃阴，滋肾水，润肺燥之功。

- 例三：黄疸（湿热蕴结，阴液亏虚）

胡某，男，63岁。1978年3月5日就诊。

恶寒发热，身目黄染，伴右上腹闷痛十余日。西医诊断为"急性黄疸型肝炎"。近见目黄，身黄如橘色，右上腹阵发闷痛，时引右背，心烦少寐，性情急躁，口苦口臭，咽喉干燥，牙龈红肿，时时出血，口渴喜冷饮，纳呆，大便秘结，小便短赤，舌苔黄腻干燥，中部见裂纹，脉弦滑数。体检：肝肋下3厘米，质软，有压痛。化验：黄疸指数30单位，凡登白试验双相反应，锌浊20单位，射浊20单位，射絮（++++），GPT 229单位，总蛋白7.6克/升，白蛋白4.8克/升，球蛋白2.8克/升，诊为湿热蕴结，肝郁化火，灼伤阴液。治以清利湿热，凉血养阴，拟甘露饮加减。茵陈蒿60克，生地、板蓝根、茅根、丹参各36克，麦冬、天冬、草河车各15克，黄芩、枇杷叶、鲜石斛各10克，枳壳、甘草各6克。水煎，分2次服。3剂。小便转长但仍黄赤，大便畅行，舌黄而不燥，脉滑而不弦，再服3剂。

4月1日复诊：目黄身黄渐退，小便清长，口中和，纳食增，睡眠安，牙肿消，舌红苔薄黄，脉细数。乃阴液未复，余热未清，守前法加减。茵陈蒿50克，生地黄、熟地黄、麦冬、天冬、麦芽各15克，蒲公英、丹参、板蓝根各30克，草河车10克，枇杷叶、甘草各6克。又服10剂，诸症尽瘳。肝功恢复正常，遂予养阴清热，健脾渗湿，调理善后。

按：黄疸一证，分阳黄、阴黄两大类。阳黄病程较短，黄色鲜明，属热证、实证；阴黄病程较长，黄色晦暗，属虚证、寒证。本例病属初起，既见身目发黄，色如橘色，小便短赤，舌苔黄腻等湿热熏蒸之象，又见口渴喜冷饮，牙龈红肿出血，舌苔干燥等湿热化火、损伤阴精之征。虚实互见，乃治以清利湿热为主，兼养阴液，此知常达变之法也。甘露饮清养兼顾，使湿化热清，阴液内复，故投药辄效。

- 例四：痿证（湿热久羁，阴精暗耗）

黄某，男，19岁，未婚。1979年4月2日就诊。2个月前身热不退（体温39~40.1℃），咳嗽频作，口渴引饮，经用抗生素、退热剂后，大汗淋漓，身热遂退。数日后，突觉两下肢痿软无力，经治无效。辰下两足痿弱，肌肉消瘦枯痿，但不红不肿痛，持杖而行，口干而渴，咳嗽无痰，声音嘶哑，纳食不佳，大便秘结，小便频急，脉弦滑，舌质红，苔黄燥，中有裂纹。脉证合参，系邪热久羁，汗泄津伤，阴精暗耗，宗筋失养，发为痿证。治宜润燥坚阴，益胃养肺，拟甘露饮加味。沙参、生地黄、熟地黄各30克，麦冬、天冬、玉竹、鲜石斛、茵陈蒿各15克，黄芩、枇杷叶各10克，枳壳、甘草各6克。水煎服。3剂后，饮食增，口渴解，咳嗽平，步上方再进3剂。

4月26日复诊：弃杖能行数步，但两足仍消瘦枯痿；舌红苔薄，脉虚缓。此阴津亏虚，病久不易恢复，幸胃气来复，前方毋庸更张。沙参、生地黄、熟地黄各30克，麦冬、天冬、鲜石斛、玉竹、粳米各15克，西洋参6克（另炖），甘草10克，治疗月余，步履如常。

按：痿证成因，大都责之肺热叶焦，或湿热浸淫，或肝肾亏虚以致筋脉失养，肢体痿废。本例因热病后期，汗泄津伤，余热未尽，投甘露饮加沙参、玉竹清中有补，补中有清。胃气渐强，然病久津液难复，次诊乃去苦寒之品，加西洋参、粳米增滋阴之功，终得胃气生，津液复，宗筋得润，关节得利，病渐向愈。

- 例五：脾疳（肠胃燥热，脾阴亏耗）

林某，男，3岁。1980年6月15日就诊。

其母代诉：患孩多食善饥，口渴引饮，腹部胀满已20余日。医用健脾化积等法不但无效，食欲反增，腹胀更甚，乃延余诊。查见腹胀如鼓，按之软不痛，肤色如常，无青筋暴露，便溏质黏味臭，日三四次，小便时清时浊，口中浊，龈肿，身热（体温37.5℃），颜面有散在红点，肌肉消瘦，精神萎靡，四肢倦怠，夜眠不宁，舌质偏红，苔花剥，指纹色紫暗，出风、气两关。综观诸症，属肠胃燥热，脾阴亏耗所致。治拟调和脾胃，滋阴润燥，与甘露饮调治。生地黄、熟地黄、麦冬、天冬、鲜石斛各5克，黄芩、茵陈蒿、枳壳、枇杷叶、甘草各3克。服药3剂，汗出较多，精神更倦，但食纳趋常、渴饮、腹胀亦减，余症转缓。知药中病所，燥热已减，阴液未复，按前方去枇杷叶、枳壳，加沙参10克、五味子3克。3剂。

6月30日再诊：大便甚多，味极臭，饮食如恒，口不作渴，腹胀消退，精神亦佳，舌淡苔薄，指纹红活。继以甘露饮出入10余剂，诸症俱已。

按：本例脾疳，初起医投健脾消导，原无不合，然小儿稚阴稚阳，脾胃尤其虚弱，故中病后即宜轻灵扶养，反而一味克削，乃至阴液亏损，燥热内生，故诸症有增无已。当是之时，投以甘露饮，"补肾水……除肠胃燥热，清身中津液，使道路散而不结，津液生而不枯，气血利而不涩，则病自已矣"（李用梓《证治汇补》）。

- 例六：产后出血（阴虚内热，扰动冲任）

施某，女，29岁。1965年6月18日就诊。

足月顺产后，至今月余，出血不止，如崩如漏，色紫暗滞，时挟血块，身热则汗出，环颈而止，口渴喜冷饮，口气臭秽，纳食不佳，大便时溏时结，尿短赤，牙龈红肿，手足心热，心烦艰寐。医投生化汤加味，不但未见效验，出血反而增多。妇科刮宫检查未见异常，更医以胶艾四物汤、归脾汤及西药麦角针等，出血仍不止，乃延余诊。察其舌质偏红，苔厚黄浊，中心脱落，面色晦暗，肌肉消瘦；切其脉弦滑细数。细细辨之，知为阴虚内热，扰乱冲任，迫血妄行，兼挟湿热之证。治以滋阴降火，兼清湿热以平血海。生地黄、茅根各50克，熟地黄、麦冬、天冬、鲜石斛各15克，黄芩、茵陈蒿、枇杷叶、枳壳、甘草各10克。水煎服。3剂。

6月20日复诊：药后出血已止，身热均退，诸症尽瘥，唯诉口臭口干，舌苔薄，脉细弦。知症有转机，仍守前法，去苦寒之品，增甘寒之药。生地黄、熟地黄、麦冬、天冬各15克，鲜石斛10克，沙参30克，五味子、甘草各6克。服3剂，诸症尽瘥。

按：患者产后调理失宜，阴血亏耗，虚火内蒸，又因过食油腻辛辣，湿热丛生，虚火湿热合并为犯，扰动冲任，乃至崩漏淋漓，医投活血补血之剂，内热更炽，故未奏效。盖患者无腹痛之苦，非瘀滞也，综观脉症，一派阴虚湿热之象，乃投大剂甘露饮加减，使阴足火平而血自止。

三、体会

临床上我常以甘露饮为主方，治疗上述不同病症，获满意效果，从中体会到中医辨证论治的灵活性，探病求因，治病求本是主要原则。陈修园云："甘露饮，心肺胃药也"。以脾肺阴液亏虚，湿热蕴滞为其适应证。随证加减如下。

- （一）湿热偏重：甘露饮重用茵陈、黄芩

主治：纳呆，腹胀，黄疸，口苦口臭，尿短赤，苔黄腻，脉弦滑或细数等，并见阴虚现象者。

若牙龈肿痛出血（湿热中阻）加茅根50克；咳嗽，大便不爽，小便不利（肺气郁闭）重用枇杷叶15克，加杏仁10克、薤白6克；胃脘疼痛，腹部胀闷（气机不畅）重用枳壳、枇杷叶各15克，加大腹皮10克。

- （二）阴虚偏重：甘露饮重用生地黄、熟地黄、麦冬、天冬

主治：咳嗽，无痰或痰黄，口渴引饮，善食易饥，小便混浊，舌红赤，苔干燥，脉细数等，并见湿热现象者。若咳嗽，咽痛（肺阴亏虚），加沙参30克、蝉蜕10克；饥而不欲食（胃阴亏虚）加粳米30克、玉竹10克；消谷善饥，形体消瘦（胃肾阴虚）加黄精、知母各10克，猪胰一条；大便出血（痔疮）加旱莲草、猪肉各30克。甘露饮随配伍而异其治，化裁合理，用之得当，均能收效。

加味玉露饮治疗小儿腹泻 173 例观察报告

1959 年 7 月间，久旱未雨，暑热酷烈，沙埕公社南镇大队，3 日之间，小儿腹泻百余人，先以西药磺胺类及各种抗生素治疗，不能很快控制病情的发展。我们除针对当时情况采取一些预防措施外，组织医务人员共同研究，制订治疗方案，对所有患儿进行中药治疗，结果获得全部痊愈，兹将治疗情况报告如下。

一、病例分析

1. 性别与年龄：1 岁以下 49 例，1~4 岁 47 例，5~7 岁 20 例，8~10 岁 8 例，11~13 岁 5 例，14~16 岁 4 例。在 173 例中，最小的 7 个月，最大的 16 岁，4 岁以下计 136 例，占总数 78.6%；男性 96 例，占 55.5%；女性 77 例，占 44.5%；男女比例为 1.24 ：1。

2. 临床症状：多为发作急剧，日夜泄泻 10~30 次，泻时暴迫喷射，便多为黄色水液，或杂粪花，小便短赤，口渴，发热，肛门红，

有汗或无汗，有的兼吐，有的兼腹胀，有的呈严重脱水状态，其中还有6例昏迷抽搐。（表1–1、表1–2、表2）

表1-1 173例症状分析表

症状 病例数	泄 泻				发 热（℃）			
	每日 5次 以下	每日 5至 10次	每日 10至 20次	每日 20次 以上	37~38	38~39	39~40	40 以上
人数	1	25	132	15	3	62	73	35
百分比（%）	0.6	14.5	76.3	8.6	1.7	35.8	42.2	20.3

表1-2 173例症状分析表

症状 病例数	恶寒	呕吐	有汗	口渴	烦躁	严重 脱水	昏迷 抽搐	腹胀痛
人数	11	54	88	171	138	26	6	8
百分比（%）	6.4	31.2	50.9	98.8	79.8	15	3.5	4.6

表2 173例舌苔、脉象分析表

舌脉象 病例数	舌 苔							脉 象			
	薄白	淡黄	白腻	黄腻	黄燥	黄焦	无苔	浮数	洪数	沉数	细数
人 数	8	46	19	61	34	4	1	31	82	52	8
百分比 （%）	46	26.6	11	35.2	19.7	2.3	0.6	17.9	47.4	30.1	4.6

3.诊断与治疗要点：据《幼科金针》记载："口渴唇干，烦躁啼哭，小便涩数为暑泻。"《幼幼集成》云："热证作泻，泻时暴注下迫，谓其出物多而迅速也，便黄溺赤，口气蒸臭，烦渴少食。"等文献论述和发病的时令气候，对照症状，

诊断本病，属于中医的"暑泻"范畴。但各个体质不同，临床症状亦有所出入，治疗方面在决定主症主药的基础上，尚须辨证增减药味。用药分量，则以体质、年龄、病邪盛衰为标准。仅高热，烦渴，便泻如射，面垢自汗，溲短赤，为单纯暑热，以加味玉露饮为主（石膏、寒水石、滑石、甘草）；夹食滞则腹痛胀满，加谷芽、山楂、神曲。表邪未解，恶寒，无汗，嗜卧，头痛，加香薷、朴花；脱水甚者，加西洋参、粳米，配合西医输液；高热昏迷或惊厥，加至宝丹或安宫牛黄丸。

4.治疗效果：173例病人，经治疗3~7日，主要症状消失（即泻止，体温下降至37.5℃以下），平均痊愈时间为3.42日，无遗留症。（表3）

表3　主要临床症状消失时间表

	总例数	一天以内	2天	3天	4天	5天	6天	7天	平均消失时间
泄泻	173		12	88	42	8	11	12	3.73
发热	173	1	3	67	52	33	2	15	4.03
呕吐	54	3	5	40	6				2.91
烦渴	171			52	61	60			4.09
严重脱水	26	18	5	3					1.42
昏迷抽搐	6			4	1			1	3.83
其他症状	173	13	18	21	62	41	6	12	3.96

二、典型病例

1.魏某，男性，3岁。1959年7月11日始，大便日泻20余次，泻时急迫如射，粪浊臭色黄，时加呕吐，啼叫不安，口渴，小便短赤，面垢，身热（肛温40.2℃），舌苔黄燥，脉洪数。治疗用石膏、粳米各30克，寒水石24克，甘草9克，滑石18克，服2剂泻止，小便利，体温下降至37.4℃。继以原方半量，少佐养胃药品，至第四日痊愈。

2.李某，男性，3岁。1959年7月12日上午，出现暴泻暴吐，肛温40.3℃，舌苔黄而焦躁，昏迷，手足微搐动，呈严重脱水状态，即输生理盐水500毫升，继而西洋参3克，石膏、粳米各30克，寒水石24克，甘草9克，安宫牛黄丸1粒。

二诊：7月13日上午，昏迷、呕吐减轻，余症无进退，治疗同昨日。

三诊：7月13日下午，体温降至39.2℃，昏迷转轻，抽搐停止，泄泻无明显好转，再输生理盐水500毫升，以原方去牛黄，加紫雪丹1克内服。

四诊：7月14日上午，吐止泻下次数减少（三四小时泻一次）小溲稍长，体温降至38℃，停止输液，以原方加竹叶9克，麦冬18克，去紫雪丹内服。

五诊：7月15日，腹泻日夜仅一两次，体温37.9℃，守昨日原方内服。

六诊：7月16日，泻止，身凉（肛温37.1℃）停药观察，调理饮食而愈。

3.蔡某，男性，4岁。初诊日期：1959年7月11日。昨日起病，先恶寒后发热（肛温38.5℃），无汗，腹胀时痛，喷射性泄泻，日十余次，粪黄色，夹杂未化食物，小便短赤，口渴，舌苔微黄。处方：石膏12克，寒水石9克，甘草3克，香薷2.5克，朴花6克，扁豆花9克，银花6克，神曲3克，山楂3克。

二诊：7月12日，服药后得微汗，泄泻腹痛、身热，均稍减，照原方再投1剂。

三诊：7月13日，泻止、身凉，以健脾善后。

三、体会

1. 治疗本病以石膏为主药，取其甘寒退热而无苦寒化燥之弊，对阳明暑热、暴泻脱水、燥渴等症，实为适当而有效。

2. 本病173例，均同在3天内发病，主症相同，而轻重兼症各殊，故治疗需根据四诊八纲辨证，而增减药味。

3. 对脱水严重兼有呕吐不能纳药的病例，配合西医输液，屡见迅速效果，由此可见中西医结合治疗，具有重要意义。

上焦宣痹汤的临床应用

上焦宣痹汤载于吴鞠通《温病条辨·上焦篇·四十六条》，曰："太阴湿温，气分痹郁而哕者（俗名为呃），宣痹汤主之。"本方因能开宣肺气痹郁，故名。临床上除了用于呃逆的治疗外，举凡因肺气痹郁所致的多种病症，如胸痹、胃下垂、癃闭、咽炎等，用之亦能取效。

一、组成与功效

上焦宣痹汤由枇杷叶 6 克，郁金、香豉各 4.5 克，射干、通草各 3 克组成。方以枇杷叶苦平入肺经为君，宣肺利气通痹；肝肺互为制约，肺气痹，肝气鲜有不郁，后者还可加重前者，成恶性循环，故以郁金辛苦入肝肺二经，行气解郁；肺开窍于皮毛，肺气闭则毛窍闭塞，而使肺气愈痹，故用豆豉味辛入肺经，开宣肺气，透达玄府，二药辅佐主药为臣；咽喉为肺之门户，故佐以射干利肺气而达会厌开门户；通草通肺络利膀胱而导下窍，因肺为水之上源，流塞则源滞，可泛滥成灾，故开支河以决之。诸药合而为苦辛通法，使肺之门户开，毛窍通，水道利，则肺气得宣，肺痹自去，敷布有常，诸恙亦平。药取轻清，乃治上焦如羽，非轻不举之意。

二、临床应用

如上所述，上焦宣痹汤具有开宣肺痹、疏通气机的作用，而"肺朝百脉""百病皆生于气"，临床上它能够用于因上焦肺气痹郁所致的多种病症。兹举数例，以见一斑。

• （一）清阳膹郁，呃逆不止

上焦宣痹汤治疗上焦清阳膹郁之呃逆，是吴鞠通设立本方之原意。然呃逆之证，上、中、下三焦疾患，均可使然，病位不同，虚实有别，临证务须明辨，方可投药。上焦清阳郁闭可见呃逆而声音不彰，如瓮中出，胸闷气憋，舌淡红苔薄腻，脉浮或寸脉浮。而中焦阳明腑实，胃气不降之呃而声高且促，并有大便不通，脉实苔厚浊等，且用承气辈下之，胃气虚寒之呃而声低且长，伴有少气懒言，纳少脘痞，舌淡苔白，脉沉弱等，治当益气温胃，用丁香柿蒂汤；若为胃虚有热者，舌红苔剥，脉细弱，宜益气生津，清热和胃，用橘皮竹茹汤；下焦肝肾阴虚，冲气上逆之呃而声音时断时续，时微时甚，伴有手足心热甚于手足背，心中憺憺大动，甚则手足蠕动，神倦肢厥，舌绛少苔，脉细而劲等，治以小定风珠滋补肝肾，平冲降逆。

病例：杨某，男，31岁，商人。1962年7月12日就诊。

两个月前出行冒雨，衣服湿透，数日后头痛恶风，身体重痛，服解表药得汗，头痛恶风已罢，而身体重痛未除。医以为虚，投补中益气汤。次日高热口渴，认为阳明经证者，白虎汤数服而热不退，大便秘结；以为阳明腑实者，承气汤数下大便十余次，热亦不退，反增呃逆欲绝。更医见脉结代，用炙甘草汤而呃逆愈剧，言语难出，危在旦夕，急邀余诊，切其脉濡促，舌淡红苔薄白燥，面色暗垢，身热无汗，胸闷心烦不寐，小便短少，大便不通，纳少口燥，时时呃逆，牵动全身，振动床架。此乃湿温误治，肺气为湿热之邪痹郁，清阳不展使然，急用上焦宣痹汤宣其痹郁而透化湿热。枇杷叶、射干各15克，枳壳、郁金、香豉各10克，通草8克。3剂。

7月15日复诊：症无变化，知病日久，痼结尤深，非一二剂能够通达，步上方再进3剂。

7月17日三诊：晚八时许，家人急告，病者突然两目直视，不省人事，四肢厥冷，余按其脉伏，问道："八时前有否怕冷？"答曰："不能言时，以手提被盖身。"曰："生死关头，在此一刻，必有战汗，战胜则生，否则死矣。"果然时逾片刻，四肢渐温，身体渐热，继则汗出淋漓，吐出宿食痰涎数口，大便一次，脉静身凉，精神清爽，知饥索食，调理月余而安。

- ## （二）肺气痹郁，胸阳不展

胸阳者，位于上焦，有温暖清旷之野、舒缓胸部脉络之功用。它需要肺气的宣发才能舒展，若肺气痹郁，则胸阳不展，可见心胸痞闷，甚则疼痛的胸痹证，用上焦宣痹汤宣之则愈。瓜蒌薤白半夏汤辈亦为胸痹而设，但其病位在胸，系胸阳不足，阴邪上乘阳位，相互搏结而成，以胸痛为主；而本方证病位重心在肺，以胸部痞闷为主。

病例：叶某，男，25岁，渔民。1978年5月6日就诊。

胸部痞闷，时轻时重，五月有余，服六郁汤、瓜蒌薤白白酒汤、逍遥散等未效，近日来病情加剧，胸闷欲绝，时发呃逆，延余诊治。望其面色浊滞，舌质略胖，苔白厚燥，小便微黄短少，大便滞下不爽；闻声重浊不清，语出不畅；问其因，乃终日培养海带，俯屈含胸操作，遂致肺气不宣，胸阳不展，复为湿热所阻，而发为是证；切其脉浮紧，治宜宣通肺气，舒展胸阳，投以上焦宣痹汤。枇杷叶、郁金各30克，射干、香豉、通草各10克。

5月8日再诊：2剂后诸症减轻，二便通畅，声音爽朗，步上方连进数剂而安。

（三）气机阻闭，清阳不升

《素问·经脉别论》曰："饮入于胃，游溢精气，上输于脾，脾气散精，上归于肺。"肺主一身之气，敷布水谷精微。脾胃所以升清降浊，需要肺之治节有常，气机宣畅。若肺为湿痹，气机阻滞，清阳不升而反下陷，中气不举，此子病及母也，可表现为胃下垂，脘腹痞胀，纳少便溏，浊气不降可见嗳哕等。以上焦宣痹汤宣畅肺气，决其症结所在，则清阳复升，诸症可瘳。补中益气汤亦为清阳下陷，中气不举而设，但后者病在中焦，以虚为主，舌淡胖苔白，脉弱；而本汤证病在上焦，以实为主，舌淡红苔腻，脉浮。临证必须四诊合参，加以鉴别应用。

病例：李某，女，43岁，工人。1980年2月6日就诊。

胸闷脘痞而痛一年有余，X线钡透示胃下垂4厘米，医以为气虚下陷，遂尔帖帖补中益气，剂剂保元出入，治疗一月有余，不但无效，反增病势，遂求治于余。症见胃脘痞痛，胸痛满闷，嗳哕频作，面色晦滞，精神忧郁，纳呆便溏不爽，小便短少，四肢倦怠，舌边偏红、苔厚白腻，脉浮紧。此乃肺气阻闭，清阳不升，中气不举，治当开宣肺气，转运中阳，方拟上焦宣痹汤加枳实，药用枇杷叶30克，射干、郁金各10克，通草、香豉各8克，枳实60克。

2月9日再诊：药3剂后痞痛减轻，精神转爽，知药中肯綮，步上方再进5剂。

2月14日三诊：痞痛大减，呃逆亦平，二便通畅、纳增，舌淡红苔退，脉和缓，外象已解，恐其胃下垂尚未恢复，守上方续服十余剂，X线复查，胃已恢复正常。

（四）上源滞阻，水道不通

肺为水之上源，主通调水道，无不与肺主气的功能息息相关。肺气痹郁，则上源滞塞，水道不通，而发为癃闭、水肿，并伴有咳喘胸闷等，用上焦宣痹汤开宣肺痹，使能通调水道，则癃闭亦解，此提壶揭盖之法也。本汤证癃闭无膀胱刺激征，与湿热壅积之八正散证有别，无虚象而与气虚下陷的补中益气汤证、肾气不充的《济生》肾气丸证相异；无明显的情志症状，而与肝郁气滞的沉香散证不同。临床贵在善察秋毫，相机施治。

病例：赵某，男，58岁，工人。1980年1月5日就诊。

反复咳嗽气喘3年，诊为"慢支并肺气肿"，此次发作3个月余，西医予抗菌、止嗽定喘处理有所缓解，后又出现小便不利，水肿，用强心利尿剂，只能显效一时，近日来咳嗽加剧，小便不通，急延余诊。症见咳嗽痰喘，胸闷欲绝，呃逆不已，小便不利，小腹胀迫，声如瓮中出，口干不饮，欲大便而便下不爽，舌淡红苔白厚欠润，脉濡。证属肺气痹塞，水道不通。治宜开肺宣痹、通调水道，上焦宣痹汤加葶苈子主之。药用枇杷叶30克，射干、郁金、香豉、通草、葶苈子各15克。

1月6日复诊：药1剂后排尿3次，1升左右，大便一次量多，痰喘略减，继原方再进2剂。

1月8日三诊：咳喘、水肿均减，二便通利，但语音不彰，舌淡苔薄，脉和缓，守上方加人参10克，调治旬余而安。

总而言之，汤之所设，为法为病机病证而设，异病异症而同机同证，均可立相同之治法，而投同一汤剂，此异病同治也。上焦宣痹汤的应用也不例外，值得杏林同仁临床中进一步深入探讨，以广其用。必须指出，《温病条辨》宣痹汤有二：上焦宣痹汤和中焦宣痹汤，后者为湿热痹阻经络而设，不可混淆。

中焦宣痹汤的体验

我行医东南沿海，所见热痹甚多。《温病条辨》谓："寒痹势重而治反易，热痹势缓而治反难。"的确如此。缘由何在？因寒邪遇辛温则散，而湿热之邪，湿聚热蒸，蕴于经络，黏腻难解。吴鞠通中焦宣痹汤为热痹而设，用之得法，多能取效。

本方由防己、杏仁、滑石、连翘、山栀子、薏苡仁、半夏、蚕沙、赤小豆皮组成。防己走泄经络间湿热，通络止痛，为方中主药；杏仁开宣肺气而化湿；滑石利小便，清热中之湿；薏苡仁淡渗，为湿痹要药；山栀子肃肺气，泻湿中之热；半夏辛平，力能燥湿；蚕沙祛风除湿，化浊升清，舒利关节；赤小豆皮清血分湿热；连翘清气分湿热。全方苦辛通并用，清热化湿，宣痹止痛，适用于"寒战热炽，骨骱烦疼，舌色灰滞，面目痿黄"（《温病条辨·中焦篇》65条），口干不欲饮，大便不爽，小便短赤，脉濡数等热痹之证。

其临床运用，在病邪方面必须权衡湿热

之轻重；在体质方面应该分清气、水、痰、瘀4种病理变化。热重于湿者，重用山栀子、连翘、滑石；湿重于热者，蚕沙、半夏、薏苡仁加量；痛甚加片姜黄、海桐皮，以宣络止痛。这些较易掌握。以下通过实例谈谈如何分清气、水、痰、瘀4种病理变化。

湿热之邪，腻滞胶黏，阻遏气机，肺气闭塞，则见胸闷，经络之气郁滞，则肿胀疼痛，难以转侧，按之即起，此重点在气也，宣痹汤应重用杏仁，加细辛开肺气且通经络。

1983年6月，一杨姓患者，男，25岁，福鼎叠石脚渔民。台风侵袭而抢救船只，大汗淋漓，上岸后即入溪中洗澡，毛孔尽收。随后头疼身痛，恶寒发热，服银翘散、香苏饮、安乃近，并注射青链霉素等5天无效，遂请林老治疗。证见全身肿痛不能转侧，肿胀按之即起，项背强直，身热不恶寒，但欲衣被，无汗，面色淡黄，口干不欲饮，食欲不振，大便不爽，小便黄，舌淡红苔灰滞，脉沉数，乃湿热蕴蓄气分之热痹，治宜清热利湿，行气宣痹，取宣痹汤去栀子加细辛。防己、滑石、薏苡仁、姜黄各15克，杏仁21克，半夏、蚕沙、赤小豆皮、海桐皮各10克，细辛3克。水8杯，煮取3杯，分3次温服，3剂。药后微汗出，身热肿痛均减，二便通畅，灰苔退，脉和缓，但心烦不寐，守上方去细辛，加山栀子10克清热除烦，3剂。三诊肿痛尽消，项舒，能起坐饮食，继进数剂而愈。

章虚谷指出："湿土之气同类相招，故湿热之邪，始虽外受，终归脾胃。"伤于湿热者，脾胃多虚，运化失司，水湿内停，溢于四肢，则肢体浮肿，按之没指，此水也。宣痹汤应重用薏苡仁加苍白术以健脾化湿行水。

如患者叶某，男，38岁，福鼎南镇渔民。劳动时大汗口渴，饮冷水两碗而汗收。逾月余，渐觉胸脘痞闷，呕吐酸水数次，心烦不安，身体重痛，四肢浮肿。当地医院予止痛剂和利尿剂，只能暂时缓解，过后复发，每况愈下，病已旬余，于1979年5月3日转我院采用中医治疗。证见身体重痛，行动困难，四肢浮肿，按之没指，体温38.2~39℃，无汗，口渴饮少，腹微胀，大便5日未行，小便黄，舌淡胖，苔灰腻，脉濡革。此系湿蕴化热，脾胃不运，水湿内停，治宜清热化湿，健运中焦，利水消肿。宣痹汤去滑石、连翘加苍白术。防己、杏仁、赤小豆、海桐皮各15克，薏苡仁30克，白术60克，苍术40克，半夏、蚕沙、山栀子、姜黄各10克，水炖分4次服。药进3剂肿痛缓解，二便通畅，连服20余剂而愈。

湿热日久，每易胶结成痰，或素有痰饮之人，外感湿热而成痹，痰流经络，无处不到，胶滞湿热，沆瀣一气，狼狈为奸，难分难解。痰一日不去，则湿热难以解除，痹痛安能蠲也？此种情况，我每于宣痹汤中重加远志，以豁经络间之痰湿。

1978年4月，一痰饮宿疾病人，温某，男，42岁，浙江苍南农民。因生产繁忙，人感疲乏，自服红参炖冰糖后，气憋欲喘，骨节痹痛，身热，体温38.0~39.0℃，胸透：双肺纹理增粗。拟诊：①支气管炎；②风湿热。针注青链霉素，服小青龙汤、杏苏散等治疗十余日，未见好转，而邀余诊治。证见骨节痹痛，按之尤甚，气憋欲喘，卧蚕浮肿，身热无汗，不恶寒，欲厚衣，口干不欲饮，即饮亦嗜热水，纳少，心烦少寐，噩梦纷纭，大便不爽，小便黄，舌淡红，苔黄腻，脉浮滑。证属湿热蕴结，痰饮内扰，当以清热祛湿、化痰通络，宣痹汤去赤小豆加陈皮。药用防己、杏仁、半夏、海桐皮、滑石各15克，蚕沙、山栀子、陈皮、姜黄各10克，2剂。药后，咳嗽痰饮甚多，余证同前。因湿性黏腻，再加痰饮内扰，不能立即解除，原方再进3剂。三诊，仍咳出痰饮甚多，二便通畅，气息平稳，然痹痛未减，继原方去陈皮，加远志30克，因陈皮不能化经络之痰。药后痹痛减轻，守原方连服10余剂而安。

福鼎前岐张某，男，48岁，务农，经常出没于雨露之间，下肢曾跌伤，常每阵发疼痛，此次疼痛缓解后，即下田刈稻，次日寒战发热，体温39.0~39.8℃，两脚痹痛，不能行走。激素、安乃近等口服，仅可缓解一时。1982年5月7日延余诊治。见其面色晦暗，目眶紫黑，指甲、口唇微绀，两足痹痛拒按，青筋显露，肌肉略瘦，发热不恶寒，但欲厚衣被，无汗，口渴饮少，心烦少寐，大便数日未行，小便短赤，舌质紫，苔灰，脉沉涩。此属瘀血阻络，水湿侵袭，郁久化热，湿热瘀血蕴结之征。瘀血不去，经脉难通，湿热之邪亦难清化。因此，一方面自当清热化湿，另一方面还得活血行瘀。予宣痹汤去滑石，加桃仁。药用防己、杏仁、赤小豆、桃仁、薏苡仁各15克，半夏、姜黄、栀子、蚕沙各10克。二剂后身热痹痛减轻，二便通畅，继进药月余愈。

本例痹痛青筋显露，面色晦暗，目眶紫黑，舌紫，瘀血之征也。热痹挟瘀血者，一见于素有损伤史或脏腑失调，血行不畅患者；一见于久痹病人，湿热郁阻经络，而致气滞血瘀，所谓久病入络也。应用宣痹汤时应加上活血而不辛燥之品，如桃仁、牛膝、泽兰、鸡血藤、郁金等，使瘀去络通，则湿热之邪易化。

总之，中焦宣痹汤的临床运用，除了权衡湿热之轻重外，还应分清气、水、痰、瘀 4 种病理变化。

加味三甲散

明代吴又可《温疫论》立三甲散，由鳖甲、龟甲、穿山甲、蝉蜕、僵蚕、牡蛎、䗪虫、白芍、当归、甘草10味药组成，有走血剔邪之功，以治疫邪内陷经脉，与营血相结之"主客交"，见脉数身热，肢体时疼，胁下锥痛等症。开后世邪久入络治法之先河。

清代医家薛生白，受吴氏的启发，对温病神昏之治疗独出心裁，认为"气钝血滞而暑湿不得外泄，遂深入厥阴，络脉凝瘀，使一阳不能萌动，生气有降无升，心血阻遏，灵气不通"，也可致神昏默默，治当破血破瘀，"仿吴又可三甲散"，药用醉地鳖虫，醋炒鳖甲，土炒穿山甲，生僵蚕、柴胡、桃仁泥等味。许益斋作如此方解，"鳖甲入厥阴，用柴胡引之，俾阴中之邪尽达于表；䗪虫入血，用桃仁引之，俾血分之邪尽泄于下；山甲入络，用僵蚕引之，俾络中之邪亦经风化而散"。

我在临床上根据吴氏之方，兼收薛氏之论，在三甲散上加桃仁、柴胡二味，称加味三甲散，用以治疗邪入厥阴，营血阻滞，瘀热交结之证。以有感染的病史，又有瘀血之征象作为应用指标。能获瘀消血行，外邪透达之效。

1979年4月，一陈姓患者，男，28岁，农民，家住浙江苍南。神昏不语三日，用白虎、承气、安宫、紫雪、清营等法未效，转来我院，见其面色晦暗，眼眶青色，唇指微绀，身热无汗，体温38~38.5℃，大便数日未解，小便短赤，舌红有瘀点，少苔，脉弦细。查病史恶寒发热，骨节酸痛已十余日，实系薛生白所谓"邪入厥阴主客浑受"之证。余投加味三甲散，醋炒鳖甲、龟甲、牡蛎、白芍各15克，土炒穿山甲、蝉蜕、当归各10克，白僵蚕、柴胡、桃仁、甘草各5克。药后全身微微汗出，二便通畅，身热已退，神志略清，知药对证，去桃仁，再3剂而神清，继以调理脾胃善后。

福鼎蒋某，42岁，3个月前寒热身疼肢乏纳少，月经停止，而后右少腹出现一肿块，质硬，日益增大，多方求治罔效，1982年3月5日来诊，已大如饭碗，按之略痛，伴有心烦不寐，身热夜甚，纳少口不渴，面色暗淡，大便秘结，二三日一解，小便短赤，舌质偏红，舌底紫根粗大，边有瘀点，苔微黄，脉沉涩。因少腹为厥阴所过，邪瘀交结而成肿块，遂用加味三甲散加酒军、小茴香等出入，治疗月余而愈。

加味三甲散还可治疗肝肿大。福鼎店下公社干部黄某，41岁，"文革"武斗受伤，1974年3月，春雨绵绵，下田劳动，全身湿透，渐见纳少、脘痞、胁痛，经超声检查肝于肋下3厘米，而肝功正常，住某县医院1个月，病无佳转，遂转入我院，伴见面色无华，形体略瘦，午后低热，无汗，大便二三日一解，小溲短赤，目内眦青筋粗大十余条，舌质偏红少苔，舌底紫根粗大数条，脉弦细数，此乃宿瘀与湿热交结，客于肝经使然，治当行瘀活血，和营达邪，拟加味三甲散2剂。药后右胁疼痛加重，是瘀行之征，佳兆也，安慰患者无须紧张，守原方去柴胡加泽兰15克，10余剂，肝减小至肋下1.5厘米，继原方出入治疗3个月而安。

要而言之，加味三甲散所主病证为客邪入络，与营血交结，或宿瘀客邪搏结，病位在厥阴经，不论是神昏，或是癥瘕，病性为实，或感邪虽久而正气尚支，方为适应。

《外台秘要》走马汤运用二则

一、暴胀腹痛

刘某，男，35岁，渔民。1951年12月25日就诊。病恶寒脘痛，予以平胃佐疏解之药，夜半腹胀痛拒按，投洋朴硝一两，不大便，胀痛益剧。脉大有力，舌苔腻浊，腹壁坚硬如鼓。经配合西医施行灌肠与针灸治疗，均不效。26日晨，进大剂大承气2剂，终无便意，腹胀痛更甚，疲惫不堪，举家惶惶，欲转外地治疗，又恐路遥，旦夕不测，不得不就地设法抢救，再三思索，豁然顿悟，以病起仓促，变化急剧，必中秽浊寒气，挟宿食腐滓，阻塞肠胃，非热结之证，故承气苦寒不中与也，投《外台秘要》走马汤大温峻下之剂，以观动静。

巴豆（小）12粒，杏仁7枚，微炒研粉，布裹，用水二匙泡捻取汁温服。

服下二时许，果腹中雷鸣，下秽物数碗，腹部稍宽，历一昼夜，泻一百二十余次，每泻均感舒畅，至泻止胀消，诸症顿失。

二、蛔虫性肠梗阻

刘某，女，72岁，1977年1月25日就诊。病起7日，初下腹部阵痛，继则便闭，呕吐（吐出蛔虫二条），疼痛日渐加剧，甚至坐卧不安。经当地医生诊为阑尾炎、肠梗阻。用过西药抗菌消炎止痛，中药大黄牡丹汤、大小承气汤及增液承气汤，并外用葱管炒盐敷脐和肥皂水灌肠3次均无效，急邀余诊治。见其面色苍白，身体羸瘦，痛号不已，辗转不安，腹部膨胀，坚硬拒按，口渴饮少喜热，食入即吐，四肢不温，无发热，溲短赤，大便八日不行，无矢气，舌淡苔黄扪之尚润，脉沉迟而细。此系中阳不运，阴寒不化，蛔阻肠道，闭塞不通，是为寒结无疑。治以温通峻下，始克有济，主以《外台秘要》走马汤。巴豆7小粒（去外壳），杏仁14枚（去皮），捣烂如泥，用纱布包裹，入温开水浸泡少顷，捻汁100毫升，趁温顿服。并嘱如见泻下不止，啜服冷粥一碗。

翌日复诊，自诉药后片刻，腹中雷鸣，恶心，呕出蛔虫数条，继下燥矢数枚，随后泻稀便达十余次，腹部胀痛俱减。为防过下伤津，令其先啜冷粥一碗，继投四君子汤加味，调理脾胃，以善其后。

漫话『将军』

将军者，兵之统，歼敌之主也。禀武质，刚毅激烈。似将军者，中药大黄是也，又名黄良。临床运用十分广泛，取效迅捷，兹就本人临证体验，漫话如下。

一、《伤寒论》用"将军"

"将军"味苦性寒，具有攻积导滞、推陈致新的功效，属泻下之品，其归经范围仅次于"国老"（甘草），能入脾胃、大小肠、肝胆、膀胱、胞宫、三焦经，不但入气分，且能走血分。《伤寒论》113方中，用之者有19方，不仅于阳明一经，在太阳、少阳及太阴、少阴经病变中也灵活施用。

1.攻积导滞：阳明腑实，热结旁流，治以三承气汤。药物配伍相异，剂量轻重不一，有峻下、轻下、缓下之别，以针对病证缓急不同及患者体质差异。若肠胃津枯之脾约证用麻子仁丸，则以大黄配润肠通便理气药。此外，太阳病误下，表邪未罢，邪气入里，致腹大痛者，以大黄配解表药，表里兼治，方如厚朴七物汤、桂枝加大黄汤。少阳病未罢，波及阳明，两经并病，用大黄配清利少阳之药，以祛邪清热，和解少阳，方如大柴胡汤。

2.活血祛瘀：太阳不解，病气深入，经腑合邪，热结血分，血蓄下焦，治以桃核承气汤、抵当丸、抵当汤。均取大黄荡涤邪热，活血攻瘀，配合桃仁、水蛭等达到峻下热结、消除蓄血之目的。

3.泻热消痞：表阳虚而热结心胸，致痞满不适，或热聚胸脘引起热痞证，方用附子泻心汤、大黄黄连泻心汤，以大黄泻热下行而达到消痞除满之功。

4.和胃气，宁胆腑：邪羁少阳不解，热邪内陷，胸满未除，又谵语烦惊。用大黄配和解少阳、重镇之品，方如柴胡加龙骨牡蛎汤。

二、"将军"的临证应用

大黄可用以攻下热结、泻火止血、祛瘀止痛、清热解毒、调中化食、通利水谷、利胆退黄、祛痰下气等，适用于大便燥结、积滞泻利、热结旁流、腹痛胸痞、湿热黄疸、神昏谵语、吐血衄血、癥瘕积聚、瘀滞经闭等症，对外科热毒疮疡、水火烫伤等也常用之。

- （一）病位不同，相机权施

1.头部：热毒上攻，头疮疖癣，溃疡糜烂，治宜大黄升麻汤（自拟）。方以大黄配黄芩、金银花清热解毒，直折火毒，复用升麻引药上升解毒透疹。本方用于小儿为多。余曾于一年长夏，治一幼童头部疖疮，溃疡糜烂，脓水奇臭难闻，屡用抗生素未效，投以大黄升麻汤，3剂而愈。

2.眼睛：肝火旺盛，胃热上炎，目赤肿痛，治宜大川汤（自拟：大黄、川芎、红花、菊花、茺蔚子）、大黄川芎饮（自拟：大黄、川芎、童便），以泻肝胃之火，消肿止痛。余用本方治疗实火目痛，每每收效。一青年女性，新婚不久，两目红肿热痛，流泪羞明，伴有心烦不安，两胁时痛，脉弦数，舌红苔黄燥，投以大川汤，并用大黄10克，川芎3克，童便浸之，取大黄敷其眼部，二日而愈。

3.牙齿：肝胆实火，夹胃热上冲，牙龈肿痛，走马牙疳，可用当归龙荟丸，或以大量大黄为主，配选泻火之品，如夏枯草、牛膝、炒香附、生地等。

4.咽喉：乳蛾、喉痹等证，用二黄汤（自拟）疗效甚佳。本方重用大黄，配少量牛黄、六神丸以清热解毒消肿，佐以全蝎、玄参、射干、蟾蜍、鼠妇以滋润肺阴、祛邪达表。

5.气管：小儿百日咳，治以大黄胆星饮（自拟），药物有大黄、胆南星、百部、半夏、大力子、黄芩、蒜头、蜂蜜。方取大黄清泄肺热、解痉宣气、通下达上之意。

6.肺：顽痰留滞肺部，治宜礞石滚痰丸，以大黄祛痰下气。

7.心包：心包积热，胃腑燥实，引起神昏谵语，治宜牛黄承气，以大黄荡涤腑实，清泻心包积热。

8.胃：腹满积水，肠鸣辘辘，治以己椒苈黄丸，用大黄攻水从大便而出。水热互结，从胸至腹痛不可按，用大陷胸汤。方中大黄泻热导滞。

9.脾阳不振：阴寒内盛之冷积便秘、腹痛，治宜温脾汤。

方中大黄配合大温大热之品，推动冷积外出，可使脾阳转运，阴寒消散。

10.胰：急性胰腺炎，中医辨证多责诸肝郁气滞，肝胃蕴热，腑实里结，治宜清胰汤（大黄、柴胡、黄芩、黄连、木香、延胡索、芒硝）。

11.肝胆：肝胆湿热，胆汁外溢之黄疸证，用大黄配茵陈蒿以利胆退黄，可导肝胆湿热下行，兼清血分之热，而使肝胆湿浊从小便而解，方如茵陈蒿汤。

12.小肠：心经移热小肠，便结溺赤，宜用导赤承气汤，以大黄合导赤散，清热泻下。

13.大肠：热结肠腑，饮食积滞，腑气不通，大便闭结，可选用莱菔承气汤，以大黄配莱菔子达到攻积消滞通气之功。

14.阑尾：急性阑尾炎（肠痈），治宜大黄牡丹汤，用大黄涤荡泄热。

15.膀胱：热结膀胱，瘀血内阻，方用桃仁承气汤；膀胱湿热、热淋、石淋，可用八正散，一攻瘀热，一泄湿热。

16.胞宫：妇人蓄血，子宫积聚及干血痨，可用大黄推陈致新，方如大黄䗪虫丸。

- （二）配伍有别，功效各异

大黄临床常用于热证、实证，对于虚证、寒证一般禁用。不过，经过几千年的实践证明，临床上只要善于配伍，就扩大了其应用范围，而显其"将军"之性。

1.大黄配附子：二者寒热补泄并驱，温阳而又降浊。对腹中寒积或寒凝经络，壅滞不通所致的腹痛便秘、睾丸肿痛、坐骨神经痛、肋间神经痛等，有散寒通痹的作用。余对寒积甚者加细辛、木瓜；血瘀者加牛膝、桃仁，每获良效。

病例：范某，年三十，胁痛难忍，痛如刀割，四肢厥冷，身寒肢颤，大便数日未解，脉弦细，舌淡苔浊。此寒积胸胁，投大黄15克、附子10克、细辛6克。1剂，大便仍未解，而矢气频作，再进原方，后下大便，嗣加调理而愈。

2.大黄配巴豆：巴豆性毒，峻下通闭，临床用之，恐招他害，故配大黄，既助荡涤肠胃又能监制其毒。二者相伍，力猛效捷，推陈致新，用之适当，靡阴不消，靡坚不破。

病例：刘某，男，年四旬。渔归突发腹痛，腹壁板硬拒按，呻吟不已，大便闭结，脉沉弦迟，舌淡苔腻，此寒实内结，气机痞塞所致。仿三物备急丸法，大黄15克，巴豆6瓣（杵粉），先用麻沸汤浸大黄取汁，然后用纱布包巴豆纳入大黄汤，捻汁去渣温服，一时后，腹中雷鸣切痛，矢气直作，便下甚多，诸症瘥解。

3.大黄配人参：二者合用，健胃化腐，扶正而能导积，攻邪又不伤正。对实邪内结，正气虚微，或久病体弱，致积滞内阻，攻补两难者，可酌情使用。或人参为主，或大黄为主，因正邪之势而定，一泄一补，必俾愈病。

病例：杨某，男，25岁，形体素弱，神色不佳，骤然腹痛，继而腹满，食入尤甚，欲便不得，矢气不畅，脉象虚弦，舌淡苔腻。欲扶正恐邪愈胜，欲攻邪而正气愈衰，乃仿黄龙汤意，红参10克，大黄15克，先炖红参，参汤浸大黄去渣，分二次温服，药后大便泻下，矢气频作，腹中宽畅，瘀痛消除，继以四君子汤调理而安。

三、"将军"的炮制与用量

大黄的炮制与用量是临床验效的关键，不同的炮制，不同的用量，其作用不一，当然大黄气味俱厚，入药忌久煎，已为众所周知，然炮制，用量之秘未必皆明，兹简单介绍如下。

- **（一）炮制问题**

1.清水浸大黄：大黄经水泡后，质软味出，纳入他药，义同轧粉吞服，一分之力可抵四分之用，泻下峻猛，尤有急功，对阳明腑实、少阳热结等，有急下存阴之功效，如大承气汤即可照此用法。对于体质素弱或热病后期者须慎用，为恐伤阴亡阳。

2.开水烫大黄：大黄经开水烫后，其泻下之力缓解，而有轻扬荡涤、泻火消痞之功。适用于无形热邪聚于胸脘，引起心下痞滞，按之濡软的热痞证，方如大黄黄连泻心汤。若经煎煮，则走肠胃，失其轻扬荡涤之性。

3.酒制大黄：大黄与白酒拌和均匀，置锅中同蒸数分钟，为酒蒸大黄，性开发，故能引药循经上行，寓"上病下取"之意，具有解毒泻火之功，多用于头面、皮肤、咽喉诸疾，如肝火旺盛之头痛，目赤，咽喉溃疡，疮疡肤肿等。如再经炒，为酒炒大黄，功擅清泄，用治肺热壅滞，心膈满闷，常配天冬、桑白皮等；白睛肿胀，痛不可忍，常配蔓荆子、菊花等。此外，对小儿中焦挟实，胃气不调，亦有一定疗效。

4.醋炒大黄：大黄拌米醋，稳火微炒，取其通络之功，拈痛活血行瘀之力，适用于臌胀、癥瘕及外科肿痛等，但忌用于孕妇。

5. 大黄炒炭存性：大黄经火烧成炭或焙焦成炭存性，有止血之功，兼化瘀之妙。多用于内有瘀热，血不循经之血证，方如十灰散。唯热邪较甚者，则仍用生大黄，以引热下行。虚寒、外伤出血忌用。

6. 童便、乳汁浸大黄：大黄与童便或乳汁拌和，可以清热解毒，消肿退红，多为外敷药应用，亦可内服，适用于外科红肿热痛，拙拟大黄川芎饮，辄取此法，用乳汁代童便浸大黄，其解毒之力较逊。

（二）用量问题

临床上大黄用量之轻重，颇不统一。灵活加以掌握，乃胜败之关键，余把握分量如下：一般健胃制酸，用大黄泻火疏郁，常用量为1~2克，常配牡蛎、海螵蛸；和胃消积，常用量为5克，与山楂、麦芽等合用；泄下热结时，根据病情轻重，体质强弱，分别轻重投之，通常6~9克有微泻作用，方如调胃承气汤；9~18克有中泻作用，方如小承气汤；18克以上有峻下猛泻作用，方如大承气汤。余曾诊治一阳明腑实证，某医用大黄15克、芒硝10克、川厚朴15克、枳实10克，药后腹痛更甚不解，转延余诊。因病者体壮，脉实，食积胶结难下，遂于前方加重大黄至30克，川厚朴至30克，得下大便极臭，再续服原方一剂，诸症乃愈。

总之，"将军"之性猛烈，功效显著，胜败一决，须在周密观察，认真判断病性、病位、病势的基础上，灵活掌握，丝丝入扣，才能收到满意的效果，而不致误。

竹茹止血临证实验

——陈修园先生学术探讨

竹茹是一味临床常用的中药，其清热化痰、和胃止呕的功能，众所周知，但识其止血性能者，却为数不多。

福建省著名医学家陈修园先生在其《医学实在易》论"吐衄咯下各血证"篇中说：出血证用"新刮青竹茹一捻，随宜佐以寒热补泻之品，一服即效。"并认为，"若以风寒得者，麻黄汤加味可用；若以酷暑得者，竹叶石膏汤、白虎汤、六一散可用；从秋燥得者，泻白散可用。诸经之火炽盛者，四生丸可用，六味地黄汤亦可偶服，皆治标之剂也。若固元汤之平补，理中汤之温补，甘草干姜汤之补其上，黄土汤之益中下……余于此证各方，俱加鲜竹茹三四钱，为效甚速"。可见竹茹是一味止血良药，不管表里寒热虚实均可施用。笔者从中得到启迪，并验证于临床，亦常取得满意效果。爰摘验案数则，以资说明。

- 例一：阳虚咯血

吴某，女，57岁，家妇，福鼎沙埕人。

1979年3月18日就诊。病者素有血痰，曾于某医院摄片拟为"支气管扩张"，其子略知医，每逢咳嗽咯血之时，即用安络血等配合中药对症治疗，以控制病证。本次因过食辛辣油腻之品，外加风寒侵袭，致使咳嗽痰黄，胸痞呕哕，其子急用青链霉素和止咳剂并服中药疏风清热止咳之品，经数日症反加剧，咯血碗许，急投犀角地黄汤加味，症未减反而咯血更甚，邀余会诊。辰下：面色㿠白，声低息微，心恐不安，便溏尿清，口干不饮，舌淡红而胖，苔腻，脉微弱，见其痰中血色暗红夹有泡沫。此乃阳虚寒凝，血不归经，投以温摄之法。

处方：炙甘草30克，炮姜15克，竹茹30克，水煎2次，频频服之。

3月19日复诊：血已减，神稍安，苔见化，脉转细缓，药已中肯，继进3剂。

3月22日三诊：血已止，诸症瘥，唯神疲乏力，少气懒言，而用补土生金药耳以善其后。

按：本例系阳虚寒凝，血不归经而成的咯血证，用甘草干姜汤温阳散寒所以祛其因也，加竹茹取其以络通络之功，针对脉络凝滞之病理。如此，则寒散络和，血能循经，咯血自止。

- 例二：实热鼻衄

张某，男，40岁，福鼎水产站干部。1978年5月2日就诊。其性好烟酒，昨日宴席之余，与人争执，愤恨而归，夜半突感头痛如劈，胸闷心烦，鼻衄不止，如同喷射。急入院治疗，血压162/144mmHg，脉搏112次/分，即予西药止血并配服犀角地黄汤加味，未能奏效，急邀余会诊。症见出血量多，颜色鲜红，气粗息喘，面色潮红，呕哕连声，腹胀不舒，口干口臭，舌红苔黄燥，脉数弦有力。询其大便已三日未行，急投千金大黄生地汤加竹茹，釜底抽薪，凉血止血。

处方：大黄粉30克，生地黄100克，竹茹30克，煎后2味，取汁分4次送服大黄粉。

5月9日二诊：药后大便下2次，量多，臭秽，鼻衄虽止，面仍潮红，血压依然，舌红苔黄，脉仍弦数，衄暂止而脉未静，步上方减其量服之。

5月10日三诊：大便下2次，潮热退，黄苔减，脉不数，血压140/98mmHg，继进柔肝和胃之剂收功。

按：犀角地黄汤虽为实热血证而设，然其清而不泻，凉而不行，对本例胃肠积热，肝火上逆之证，未能通其腑，降其气，故投之罔效。改用千金大黄生地汤加竹茹，以大黄通腑泻火，釜底抽薪，生地黄清热凉血，竹茹和胃除烦且能通络止血以防衄血停滞之虞。

• 例三：久崩络阻

张某，女，38岁，干部，福鼎桐山人。1978年3月14日就诊。崩漏历已半年，经某医院诊为"功能失调性子宫出血"，曾用"黄体酮、睾丸素、止血剂"等治疗，虽缓解一时，却未能根治。后由某中医诊治，认为心不主血、脾不统血，证属心脾两虚，投以归脾汤加味，药后虽然暂安，停药后却依然如故。先崩后漏，漏后又崩，一月之内常淋漓不尽，苦楚难言，前来求医。其形体略瘦，面无华色，心烦口苦，闷闷不乐，腹满纳呆，大便干结，经色暗红，夹有血块，察其舌淡红边有瘀点，苔薄黄，切其脉细弱。此证为营血亏虚，久病入络，徒以养血止血，瘀血不能去，新血何由生，病焉能愈？治当和营通络，行血归经，投自拟天蓬竹茹汤。

处方：连皮天门冬 120 克，竹茹 30 克，莲蓬炭 30 克，先煎前 2 味，去渣候凉，分 3 次送服莲蓬炭。3 剂。

3 月 12 日复诊：药后经血见减，大便转畅，纳食稍增，寐已转佳。知药已切病机，守原方连服旬余，崩漏已止，后转归脾汤收其全功。

按：连皮天门冬不仅能滋补阴精，尚且有很好的止血功能（去皮则止血不效），故本方重用为主，辅以莲蓬托陷，烧炭存性以止血，竹茹以络通络，使离经之血得有所归，血不妄行，血证自除，主辅配合，药简力专。

- 例四：络伤便血

周某，女，67 岁，福鼎前岐人。1982 年 5 月 14 日就诊。后血数日，往某医院给止血、补液等处理无效，而延余会诊。望其面色苍白，精神萎靡，舌淡苔薄白；闻其声音低微，并时有呕哕；问之腹满能食，心烦不能眠；切其脉象芤。查其下血昼夜几十余次，先便后血，颜色暗红。追问病史，反复下血已 3 年余，经胃肠钡透和肛门、直肠等多种检查，未见有器质性病变。常自服黄土汤，每能控制病证。本次亦曾服黄土汤数剂而未获效。析其证，不但脾不统血，而且胃络瘀阻，治虽应温中摄血，还需疏通胃络，急投黄土汤加竹茹为治。

处方：灶心黄土 120 克，干地黄 10 克，白术 10 克，熟附子 10 克，烊阿胶 10 克，黄芩 10 克，竹茹 15 克，炙甘草 10 克，以黄土煎汤代水而煎余药 2 剂。

5 月 16 日复诊：下血次数减到 6 次，血量亦可，守上方继服 3 剂，下血尽愈。

按：同是黄土汤，仅一味竹茹之别，疗效判然，何其故也？本例先便后血，舌淡脉芤，显属黄土汤证，但腹满、心烦呕哕乃胃气不和、络脉瘀阻之征。脉络不通，则血难以归经，故单用黄土汤不能取效。加竹茹一以和胃除烦，又能以络通络，络脉通则血有所归，使黄土汤摄血有道，方能奏效。

竹茹止血是陈修园"读本草经、内经、金匮及千金等方，别有新悟"（《医学实在易》）。考《神农本草经》有"竹茹，气味甘，微寒，无毒。主呃呗，温气，寒热，吐血，崩中"的记载。《千金方》亦有竹茹汤、凉血止血方、伏龙肝汤等止血方中，均有用竹茹。《中药大辞典》认为它"清热凉血，化痰止咳，治烦热呕吐，呃逆，痰热咳喘，吐血，衄血，崩漏，恶阻，胎动，惊痫"。南京药学院《中草药学》亦认为它能主治"吐血、衄血、崩漏"。

综上所述，竹茹止血之说渊源已久，值得我们进一步探讨，本文浅谈管见，意在抛砖引玉。

内合谷割脂治疗百日咳

1965年春，福鼎沙埕一带百日咳流行，来院求治者，日数半百，中西药物治疗，颇感棘手。分析该病证，概由肺胃失调，气机不降使然。民间有内合谷割脂疗法，以调理太阴阳明之气机，初试获验，许多病家闻讯而来，前来行治者络绎不绝，屡收功效。院里选择了24例患儿进行临床观察，有效率达80.3%。嗣后，遇到百日咳患儿，我多用此法每愈。兹介绍一典型病例。

林某，男，3岁，1979年6月11日就诊。

其母代诉：患儿咳嗽呕吐痰涎已月余，给予肌注链霉素、氯霉素、口服异烟肼、百日咳片及中药涤痰汤等，效果不佳，遂前来求治。见其阵发性咳嗽，咳时面赤发憋，涕泪交迸，汗出气喘，咳后有"鸡鸣声"，随即吐出白色黏痰，小便短小而清，大便时溏时结，面色无华，头发竖起，略显消瘦，舌淡红、苔白厚腻，指纹风气两关暗淡。X线胸透示：两肺纹理增粗。病为百日咳痉挛期，因邪毒侵肺，肺失宣肃，津液不布，酿生痰浊，阻滞气道，胃失和降所致。拟割脂内合谷法，以调肺和胃。

方法：将左手内合谷穴消毒干净，以普鲁卡因局部麻醉，切开皮肤，摘取黄白色脂肪状物如黄豆大，复以消毒纱布，绷带包扎。

6月18日二诊：咳嗽吐痰日见减轻，面色转润，纳增，喜戏游。继行右手内合谷割脂治疗，操作方法同前。

6月26日三诊：咳嗽吐痰痊愈，身体日益健康。

按：内合谷穴系手太阴肺经所过，太阴与阳明相表里，割其脂可去太阴之壅滞，俾肺气宣肃有常，则阳明胃肠之气自能和降，咳嗽呕吐方愈。

小儿腹泻的分型论治

小儿腹泻，因感邪之不同，体质之差异，临床表现多种多样，但不外乎实热、虚寒两大范畴，医者贵在从繁杂的病状中，心有定见，抓住实热、虚寒两大证型的主要客观指标，执简驭繁，去伪存真，才能避免歧路亡羊，辨治失误。兹就其分型论治经验简介如下。

一、理论根据

本证常见于2岁以下婴幼儿，多发生于夏秋之际。《颅囟经》曰："凡孩子三岁以下，呼为纯阳"，且夏秋为暑湿阳热行令，"纯阳之体"与阳热之邪，内外相应，交相为病，其成热证实证固然。且小儿乳食不知自节，脾胃功能又未臻完善，易伤于乳食而积滞，食积每多化热，这是形成实热证的因素。

另一方面小儿为"稚阴稚阳"之体，"脏腑柔弱，易虚易实，易寒易热"（《小儿药证直决·序》），腹泻初起，虽多实热，若失治误治，迁延时日，阴随泄竭，阳随泄脱，其"稚阳未充"者为之伤，易成虚证寒证。且"脾常不足"，如喂养不当，则为之伤，故常表现为脾虚不运之证，这是形成虚寒证的因素所在。

二、分型论治

- （一）实热型

小儿腹泻之因于外邪所侵，乳食所伤，病之初起者，多属此证型。

辨证要点：①三红：舌红、唇红、肛门红；②三多：多渴、多烦、多粪臭；③三热：腹热、粪热、肛门热。

由于病因不同，又分为热迫、伤暑、伤食等证型。分述如下。

1. 热迫型：

［证候］大便泄泻如注，热臭而多，日十余次不等，肛门红赤，烦渴引凉饮，小便热赤，唇舌红赤，苔黄，脉数，指纹紫绛，或伴身热如焚。

［治法］清热泻火。

［方药］玉露饮：生石膏、寒水石各20克，生甘草10克，水煎服。

［分析］《素问·至真要大论》曰："诸呕吐酸，暴注下迫，皆属于热。"今热迫肠胃，传导失司，津液下注，故表现为泄泻急迫热臭、肛门红赤、烦渴引饮等一派热象。治当清热泻火，用石膏之甘寒、寒水石之咸寒清泄火热之邪，甘草甘缓

和中以防寒药伤胃，如此火热得清，传导之职自复，泄泻便止。

2. 伤暑型：

［证候］大便下泄不爽，溏薄臭秽，或夹脓血，腹胀而痛拒按，肛门赤绛，泻时啼哭不安，心烦口渴，饮水不多，尿短赤热臭，唇红，舌红或绛，苔黄厚，脉濡数，指纹紫滞。

［治法］泻实热，涤暑湿。

［方药］暑泻芦黄汤：芦荟、大黄（后入）、枳实各6克，滑石、芦根各9克，水煎服。

［分析］本证系水湿与秽浊胶滞肠胃，使运化失常而成。方用芦荟、大黄、枳实攻下胶滞之邪，芦根、滑石清暑利湿，共奏泻实热、涤暑湿的作用，使邪热得去，枢机转运，胃肠传导有常，诸症则除。

3. 伤食型：

［证候］大便泻下腐臭，状如败卵，腹胀腹痛拒按，泻前哭闹，泻后痛减，心烦不寐，渴不多饮，唇红，口臭纳呆，常伴呕吐，舌红苔腻厚，脉滑，指纹紫滞。

［治法］攻下积滞，消导乳食。

［方药］伤食芦黄汤：芦荟、大黄（后入）、枳实、山楂、麦芽各6克，水煎服。

［分析］小儿为"纯阳之体"，乳食不知自节，所以易为乳食所伤，且常蕴积化热，阻滞胃肠，影响正常的生理功能，而成伤食泻，方以芦荟、大黄、枳实攻其积滞，山楂、麦芽消导乳食，以复其健运之职。

（二）虚寒型

凡因脾肾素弱，久病所伤而致，腹泻日久不愈者，多属本证型。

辨证要点：①三淡：舌淡（或淡红），唇淡（唇面淡白或不红），指纹淡（淡红或淡紫）；②三清：口清（不渴），尿清，粪清稀；③三凉：肛凉、胸腹凉（与实热型比较，相对凉而已）。

虚寒型又有脾虚湿化和脾肾两虚之不同，分述如下。

1.脾虚湿犯：

［证候］食后即泻，或时泻时止，泻日较久，便稀或水谷不化，腹部胀满，精神不振，进食不香，面色微黄，睡时露睛，舌淡苔薄白或偏腻，脉沉无力，指纹淡红。

［治法］健脾运湿。

［方药］七味白术散：白术、党参各10克，茯苓、葛根各6克，木香、藿香、炙甘草各3克，水煎服。

［分析］小儿生机蓬勃，发育迅速，对营养物质的需求量大，而脏腑娇嫩，尤其是脾胃功能较不完善，易为乳食所伤，故有"脾常不足"之谓，脾虚运化失常，清浊不分，水谷不化为精微，反聚为湿，而脾又恶湿，进一步损害了脾胃的生理功能，导致泄泻日久不愈等证。治疗当健脾运湿，七味白术散以四君子汤健脾助运，藿香、木香理气化湿，因脾气主升，故用葛根升清气而止泻。

2.脾肾两虚：

［证候］腹泻清稀，完谷不化，或夹脓血，次数较多，甚或脱肛，腹部冷痛，面色㿠白，形寒肢冷，精神不振，寐时露睛，

小便色清，舌清或胖，苔白，脉沉弱，指纹淡紫（林老认为指纹淡紫为大寒）。

［治法］温肾暖脾，通阳止泻。

［方药］桃花汤：赤石脂15克（10克入煎），干姜6克，粳米9克，水煎米熟为度，去渣，将5克赤石脂冲服。

［分析］本证系釜底无薪，肾阳衰颓，脾阳消乏，气化无权，二便失司而然，方用赤石脂配干姜温补脾肾之阳气，赤石脂冲服者起止泻之用，粳米补后天以济先天，共奏温肾暖脾、通阳止泻之功。

三、病案举例

1.林某，男，3岁，福鼎籍，1981年7月3日就诊。患儿腹泻3天，用过"氯霉素""痢特灵"等罔效，住入某县医院，拟为中毒性消化不良，经输液等处理12天仍无起色，反见恶化。急邀中医会诊，见重度脱水外观，神采失荣，面色潮红，汗出不止，烦躁不安，口渴引饮，四肢厥冷，腹泻日十余次，如水样而臭，腹中雷鸣，时时呕逆，小便短赤，体温36.8~37℃（曾体温40.2℃），此厥脱之候，危在旦夕。察之有舌红、唇红、肛门红、多饮、多烦、多粪臭，且腹热、粪热、肛门热，遂断为热迫肠胃，火极似水证。据《黄帝内经》"治热以寒，温以行之"。故拟玉露饮加伏龙肝，再加西洋参扶正祛邪，以图全功。石膏、寒水石、伏龙肝各15克，甘草10克，西洋参6克，先煎伏龙肝数十沸，澄清去渣代水，分别炖西洋参、煎玉露饮数沸，去渣，分温频服。一剂后呕平，泻减大半，四肢回温，知药中病，步上方2剂，诸症渐除，继以调理脾胃善后。

2. 林某，女，4 岁，福鼎籍，1978 年 6 月 5 日就诊。5 天前腹泻，日十余次，医用固涩止泻之剂，腹泻减轻。日三至四次，但欲下时啼哭不绝，泻下酱红色粪便，臭不可近，体温 33~38.5℃，具备实热型"三三"指标，此乃暑热关闭于内，与污垢胶黏肠胃使然，治当泻热涤暑，关闭者使之出，拟暑泻芦黄汤投之，芦荟、大黄、枳实、滑石各 6 克，芦根 8 克。一剂后排便 2 次，通畅量多，不啼哭，体温 37.7℃，方中肯綮，再进一剂。6 月 7 日，大便色黄，日一次，诸症消失告愈。

3. 施某，男，2 岁，福鼎籍，1983 年 6 月 29 日就诊。素弱多病，3 日前腹泻 3 次，病家认为体虚，用红参 3 克炖服，次日泻止，发热，体温 38~39℃，予退热剂、抗生素、激素等，身热不退，腹部胀满，大便泻下量少不爽，臭如败卵，故来就诊，查见实热型"三三"指征，知其食积化热留滞于内使然，遂投伤食芦黄汤，攻下积滞，消导宿食。药用芦荟 6 克，大黄、枳实、山楂、麦芽各 5 克，1 剂。6 月 30 日复诊，药后大便 2 次，通畅量多，热退诸症减，继原方一剂。后以调理脾胃而安。

4. 李某，女，2 岁，福鼎籍，1980 年 6 月 21 日就诊。3 日来腹泻，日七八次，呈蛋花样便，伴呕吐一次，身热汗出，体温 39.1~39.8℃，面色不泽，精神欠佳，睡时露睛，察见虚寒型"三三"指标，诊为脾虚湿犯型腹泻，治以健脾运湿，予七味白术散。药用白术、党参、葛根各 5 克，藿香、茯苓、广木香各 3 克，炙甘草 2 克，1 剂。6 月 22 日复诊，体温 37.8℃，腹泻已减大半，小便清长，步原方 2 剂。6 月 24 日三诊，泻溏便 3 次，面色不泽，加升麻 3 克，炙黄芪 5 克，以升清阳，3 剂而安。

5. 陈某，女，2 岁，福鼎籍，1982 年 7 月 18 日就诊。10 天前误食不洁之物而腹泻，如蛋花样粪，夹有脓血，日数十次，身热，体温38.5~38.8℃，粪常规脓细胞（+++），红细胞（++++），黏液（+++），某医院诊为"菌痢"，经抗生素、激素以及补液等处理，4天未见好转，遂邀中医会诊。医认为湿热蕴结大肠，以葛根芩连汤化裁，治疗罔效，而邀余诊。查具虚寒型"三三"指征，形体消瘦，腹泻日二十余次，夹黏液脓血，味腥，指纹淡紫，舌胖大，苔灰黑而润，证属釜底无薪，温运无权，故用桃花汤温肾暖脾，通阳止泻。药用赤石脂10克，干姜、粳米各6克，水煎米熟为度，分温2服。7月19日复诊，黑苔渐退，体温37.5℃腹泻减半，药中病机，守上方再进一剂。7月20日三诊，精神爽朗，黑苔尽退，指纹转红，体温正常，腹泻5次，未见黏液脓血，粪便常规（－），知食稀粥，继原方3剂，后以调理脾胃而安。

用五脏辨证指导感冒的治疗

"感冒"或"伤风"是常见的四时外感病。临床见症以恶寒、发热、头疼、身痛、咳嗽、脉浮等为主。《黄帝内经》曰："邪之所凑，其气必虚"。感冒并非单纯的表证，它的发生与变化是相当复杂的，许多是由于脏腑功能失调为内因而招致外邪的入侵。除了表寒、表热、表虚、表实等常见证型外，尚有寒热错杂，虚实相兼，表里同病等。里病则有五脏六腑，气血阴阳失调。余治疗感冒，以审察外邪与五脏辨证相结合，进行综合施治，常获满意之效。现择典型病例介绍如下。

一、肺

（一）感冒兼肺伏热毒

刘某，男，47岁，1978年4月5日就诊。几日前劳动脱衣受风，遂发热（体温38.5℃）恶风，头痛无汗，鼻塞流涕，咳嗽，继而喉部红肿剧痛，吞咽困难，心烦，口苦，鼻衄，大便秘，小便溲赤，舌红苔黄燥，脉弦数。证属风热袭表，肺伏热毒。治予辛凉解表，泻肺解毒。处方：板蓝根、蒲公英、紫花地丁、金银花、生地黄各15克，连翘、蝉蜕、炒栀子、玄参各10克，蟑螂、鼠妇各70个，西牛黄0.7克（冲），六神丸1支（冲）。先煎前4味药，去渣再纳入诸药，后冲牛黄、六神丸，又用牛黄0.3克，冰片0.1克，六神丸10粒，研细末涂咽部，一日4次。二剂后表证解，但咽肿仍然，痛稍减轻。此为余热未尽，治按原方，去蒲公英、紫花地丁、连翘、黄芩、栀子、牛黄、六神丸，加入僵蚕、甘草各10克，3剂。外涂药如上，药后诸症尽消。

（二）感冒兼肺阴亏虚

林某，男，32岁，1978年5月21日就诊。患者有肺结核病史，3天前冒风后，开始恶风、发热、头痛、鼻塞、咳嗽、痰少带血丝。曾用辛凉解表药和西药链霉素等无效。而咯血更重，舌红苔少，脉细数。此本阴虚内热感冒，因辛散过汗，肺阴更虚，热邪更炽。治当滋养肺阴兼宣通肺气：沙参、百部、天冬、麦冬、瓜蒌实、桔梗、蝉蜕、杏仁各10克，甘草6克，枇杷叶12克，石膏20克（先煎），3剂。诸症尽瘥。

按：《素问·六节脏象论》曰："肺者，气之本，魄之处也，其华在毛。"说明肺与形体外表关系密切。例1因劳动之余，汗出过多，腠理疏松，卫外不固，更因脱衣当风，乃致风热袭表，肺气不宣，郁伏热毒。叶天士云："风温者，春月受风，其气已温"，"温邪上受，首先犯肺。"临床已见风热外感之征，又有热闭肺脏之象。故投辛凉解表、宣肺解毒之品，表里双清，肺卫两解，乃收速效。例2属虚劳之体，《丹溪心法》曰："劳瘵之乎阴虚"，真阴素虚，肺失濡润，感邪之后，复投辛散之剂，汗液大泄，阴血更亏，故咯血加重，治宜急当润肺，但滋阴恐留表邪，疏解更伤肺阴，乃从清燥救肺汤和百合固金汤化裁，并加蝉蜕一味，竟获全功。

二、心

- ## 感冒兼心阴亏虚

郑某，女，32岁，1969年3月6日就诊。产后未半月，恶露未净。5天前因感冒，头痛，鼻塞流涕，恶寒发热。曾服中西药，症状未解。来邀余诊，证见身热（体温39.5℃）恶寒，心烦而悸，口渴，汗出，尿短便秘，舌润红少苔，脉虚。诊为产后血亏，心血不足，营卫失调，外邪袭表。拟补心养血，以驱表邪。用炙甘草、阿胶、党参各15克，桂枝、火麻仁、麦冬、生地黄、白芍各10克，生姜3片，大枣5枚，水煎，红酒一杯冲吸，二剂药后微微汗出，身热已退（体温35.8℃），口渴尽解，二便通畅，心动悸减轻，唯恶露未净。守原方加当归、艾叶各10克，以温宫养血祛瘀。药后恶露尽净，诸症向愈。

按：《素问·五脏生成篇》曰："诸血者，皆属于心"。本例产后出血，恶露不绝，营阴内亏，以至心血虚损。又以心脉与肺相通，心血既虚，脉气亦弱，盖气为血帅，血为气母，今营卫不和，外邪得以乘虚而入，故见诸症，治取仲景炙甘草汤补心养血，振奋心气为主，方中桂枝、生姜、红酒又有发汗之功，乃使营卫和调，抗邪外出，所谓"滋其液以充汗源，发其汗以解表邪"也。

三、脾

林某，男，26岁，1979年2月6日就诊。素有胃、十二指肠溃疡史，数日前恶风发热（体温38.7℃），无汗头痛，呕吐，医用桂枝、藿香等药未解，证见面红，全身沉重，四肢乏力，神倦声低，喜衣喜暖，闭目懒言，卧不得床，纳呆脘痞，口不渴，大便溏，小便清长，舌淡润苔白腻，脉浮弱。证乃素体虚弱，脾气下陷，兼感表邪。治宜培土升阳，以固本祛邪。用黄芪、党参各15克，白术12克，升麻5克，当归、半夏各10克，陈皮、柴胡各6克，伏龙肝30克（先煎去渣），生姜2片，大枣5枚，一剂。呕吐头痛稍减，体温猛增至39.6℃，面色红赤，余症如前。此中气虚弱，阳气郁表，一时不能托达之故，非大补阳气不可。照原方加重黄芪、党参各30克，并嘱热粥一碗，以助药力。药后汗出微微，身热已退（体温37℃），脉转缓，知药中病机，继上方再进一剂又得微汗，诸症尽除。乃以黄芪建中汤善后。

按：本案素禀中气虚弱，遂致感邪即内陷而郁，根据"陷者举之"的治则，取李东垣补中益气，升发清阳，充其营卫，又以脾气下陷，则胃气上逆，故投半夏、伏龙肝以温胃降逆。服药后体温猛增，此以邪欲外达，乃倍药量，重用参、芪扶正驱邪，终使"甘温祛除大热"。

四、肝

- 感冒兼肝郁化火

连某，男，36岁，1979年3月5日就诊。自诉2天前与人口角，即觉两胁隐痛，纳呆欲吐，继而头痛，微热（体温37.8℃）恶寒，无汗，鼻塞流涕，咳嗽无痰，咯鲜血数口，口干而苦，便秘溺清，精神忧郁，面色无华，舌淡红苔薄白，脉弦细。此由肝气郁结，复感外寒所致。治宜疏肝解郁，轻宣表邪，予丹栀逍遥散合葱豉汤调治。药用当归、白芍、茯苓各10克，白术、柴胡、薄荷、炒栀子、甘草、煨姜、牡丹皮各6克，豆豉15克，葱白10根，1剂。得微汗出，大便较畅，纳食增进，精神转佳，身热已退（体温36.9℃）。诸症顿减。但两胁隐痛如故，知外感已退，肝郁未除，再投疏肝解郁之剂。当归、白芍、茯苓、白术各10克，香附、青皮各6克，牡丹皮、柴胡、炒栀子、薄荷、煨姜、甘草各5克，3剂。药后精神舒畅，脉象缓和，诸症尽除。继服四物养血调血以善其后。

按：《素问·灵兰秘典论》曰："肝者，将军之官，谋虑出焉。"性喜条达，有抗御外侮之功。本例愤怒伤肝，肝胃不和，肝郁化火，肺络受伤，外邪乘机袭入，故诸症沓至。根据《黄帝内经》"木郁达之"的原则，先顺其条达之性，故用丹栀逍遥散以疏肝解郁，畅达气机，使肝气条畅，肺气亦能清利；因兼外邪，又佐葱豉轻宣疏表之品。外症瘥除，而肝郁未解，继用逍遥散加青皮、香附以增理气解郁之功；肝郁得畅，肝火得平，咯血自止，终用四物汤补血调肝而收功。

五、肾

刘某，男，12岁，1979年12月29日就诊。其母代诉：患孩
昨起头痛，鼻塞流涕，后又外出嬉戏玩水，嗣后全身寒冷，头
痛，随即昏厥不醒，西医检查：体温40.2℃，脉搏112次/分，血
压126/72mmHg。肤表发红，四肢冰冷，紫绀双肺呼吸减弱，心
率快，律齐，腹部软，腹壁反射减弱，肝脾未触及，脑膜刺激
征阴性，未引出锥体束征。血常规示白细胞7200/立方毫米，中
性粒细胞72%，淋巴细胞26%，嗜酸性粒细胞2%，中医诊查：
面色黯黑，神昏不语，身热无汗，肢末冰冷，指甲发紫，舌质
肥胖，苔厚腻浊，脉沉细促。脉证合参。实为外寒直中少阴，
肾阳被遏，急宜温阳通络，散寒透邪。方用麻黄、附子各15
克，细辛6克，皂角刺5克，水煎，鼻饲，1剂。

药后六时许，发出呻吟，四肢伸动，继而出汗，以头颈
为甚。发热减退（体温37.5℃），面部肢末转温转红，目开能
视，但神志仍然模糊，言语不清，并诉头痛，舌胖肥，苔薄
白，脉细，80次/分。此寒从汗解，而湿邪未罢，继以温阳利
水，醒脑宁神：附子10克，茯苓、白术各15克，白芍、生姜各
10克，细辛3克，皂角2克。水煎服。药后全身微微汗出，小便
清长，神志清楚，语言畅利，脉舌如常，诸症尽除。

按：本例原感外寒，又复玩水，人之伤于寒者，则为病热，
两感于寒，直中少阴，肾阳被遏，《黄帝内经》曰："其两感
于寒者，热虽盛不死"，今体温40.2℃，知可图治。《伤寒论》
载："少阴病，始得之，反发热，脉沉者麻黄细辛附子汤主之。"

方中麻黄宣发表阳，祛在表之寒；附子温肾助阳，驱在里之寒；细辛温能入少阴助附子温肾阳，达太阳助麻黄以散表寒，复加皂角辛窜增其温经通窍之力，药后寒散热解，阳气布达四肢。但因湿邪留恋，清窍不利，故二诊去麻黄，合入利水祛湿之真武法。辨证既准，用药精明，遂药到病除。

疾病的发生与否，取决于人体的正气。对于感冒的辨证论治，除了运用六经辨证，寻求外来因素外，还必须以五脏辨证为中心，结合八纲辨证，从而全面地判断寒热虚实，脏腑所属，治求其本。

感冒的治疗原则，一般都以疏邪解表为主，但也并非始终不变。须根据不同的体质、病性、病位，从调整阴阳的平衡，恢复脏腑功能的角度着手，余在治疗感冒兼脏病时，针对病机（本），灵活运用温清消补诸法，从而达到"其在表者，汗而发之"的祛邪愈病目的，也调整了体内阴阳平衡。

谈眼科五轮辨证及其运用

眼科五轮，指肉轮、血轮、气轮、风轮、水轮，首载于唐代《秘传眼科龙目论》，是根据《黄帝内经》之意而发挥的。《灵枢·大惑论》曰："五脏六腑之精华，皆上注于目而为之精，精之窠为眼，骨之精为瞳子，筋之精为黑眼，血之精为络，其窠气之精为白眼，肌肉之精为约束，裹撷筋肉血气之精而脉并为系，上属于脑，后出于项中。"这以眼的分部与五脏相应，开五轮学说之先河。明·傅仁宇著《审视瑶函》（下简称《审》）又详述了五轮定位："五轮者，皆五脏之精华所在。名之曰轮，其象如车轮圆转运动之意也。上下眼胞，属乎脾土，……脾主肉，故曰肉轮。……又有两锐角，为目大小眦，皆属心火，……心主血，故曰血轮。……其内白睛，则属肺金，……肺主气，故曰气轮。白睛内之青睛，则属肝木，肝木主风，故曰风轮。青睛之内一点黑莹者，则为瞳神，属于肾水，……肾主水，故曰水轮。"这是将眼的胞睑、两眦、白睛、青眼、瞳神5个部分与脏腑组织有机地联系起来，至于眼与脏腑的关系则为十二经脉之贯通，而构成一完整系统。

《黄帝内经》曰："十二经脉、三百六十五络，其血气皆上于面而走空窍，其精阳气上走于目而为睛。"要之，五轮学说是通过五轮定位，测知脏腑生克虚实，了解病因病机，掌握阴阳气血盛衰变化，以指导临床的治疗。再分述如下。

一、肉轮

肉轮系指胞睑，包括上下睑皮肤、肌肉、睑板和睑结膜。胞睑在脏属脾，脾主肉，故称肉轮。脾与胃相表里，为后天之本，主受纳运化、化生精血，以营养周身，濡润空窍。足阳明胃经外应于目之两胞（足阳明胃经起于鼻之交巅中，旁纳太阳之脉，下循鼻外）。《审》曰："脾土主乎运动，磨化水谷，外应目之两胞，动静相应。开则万用，如阳动之发生，闭则万寂，如阳静之收敛"。若饮食不节，湿热内蕴，或脾胃虚弱，精气不输，或湿热挟风、血热瘀滞等，均可引起眼胞肉轮疾患，如针眼、胞生痰核、沙眼、睑弦赤烂、风赤疮痍、上胞下垂、胞轮振跳及小儿目劄等。凡此治皆着重于调理脾胃。脾胃得健，气血充盈，肉轮自运。

- 例一：上胞下垂

欧某，女，14岁，1976年8月17日就诊。两眼上胞不能提起，半掩瞳神，瞻视需借额肌之牵引，起病已越半载，缘由恣食鱼虾，腹泻不止，经治腹泻虽瘥，但神疲肢倦，渐而嗜寐，上胞下垂。曾在福州、上海等地诊治，用"新斯的明"暂可缓解，但未能根除。延余诊时，见症如前，脉细弱，舌淡苔薄白，肌肉消瘦，面色无华。人之精血皆禀受于脾，上贯于目，饮食不节，洞泻脾虚，气陷不举，故上胞下垂，脾土虚而闭令，犹万物寂然，故嗜寐，不思饮食；脾主四肢合肉，其华在面，气血不荣，不能输布，故肌肉消瘦，面色无华，法当补脾、升举中气，以推动肉轮，投补中益气汤加谷芽、麦芽启脾进食、化生源泉。服药20余剂后，告愈。为巩固疗效，继用补中益气丸15克，以龙眼肉、大枣炖汤送服，每日1次，经常服用，随访6年无复发。

二、血轮

血轮系指两眦（内、外眦），包括眦部的皮肤、结膜、血管及上、下泪管等。两眦在脏属心，心主血，故称血轮。《审》云："心之精腾，结为血轮。"手少阴心经内应目系，心与小肠相表里，手太阳小肠经又终于目眦（手少阴心经，其支者，系目系；手太阳小肠经其支者，主目锐眦；却入耳中，主目内眦，斜络于颧）。心属火主血，心气和则血宁，心火旺而血脉逆行，经络壅阻，郁于眦部，则诸疾由生。一般内眦（大眦）之疾多为心经实火，或小肠移热于心，或心肺风热，或心经郁热，湿毒壅盛所致，常见内眦（大眦）赤脉粗大，色红如血，大如缕线，根生胬肉，赤肿疼痛，甚则溢脓等。外眦（小眦）之疾多虚火所致。《审》曰："命门为小心，小心者相火也，相火行君之命，通于小眦，小眦赤者，虚火也。"临床多因房事过度，七情郁火，心阴亏损，虚火上炎引起，每见外眦淡红，血络隐现，微痒微痛，或视力缓降等。另外，根据病机十九条"诸痛痒疮，皆属于心"之说，眼周疮疡，也与心经实火相关。治疗大法为清心泻火和滋阴降火。

- 例二：大眦漏

施某，男，16岁，1980年6月18日就诊。3天前发热，头痛，鼻塞，未予注意。昨觉双眼内眦疼痛，红肿，灼热，眵多胶结，查内眦红肿、赤脉粗大，泪阜有一黄豆大小脓肿，色紫拒按。伴发热、头痛，心烦喜怒，大便秘结，小便短赤，舌尖红，苔黄干燥，脉浮数。此心火内郁，蕴积日久，上攻内眦，灼烁津液，结聚成脓。法当泻火凉血，用竹叶、玄参、麦冬、连翘、炒栀子、赤芍药、茺蔚子各10克，川黄连、大黄（后入）各6克，生地黄15克，煎服；外用大黄30克，川芎6克，研末浸童便外敷于内眦，2天后肿痛减轻，眵少清稀，二便通畅，余症均减。续上方1剂，遂愈。

三、气轮

气轮系指白睛，包括球结膜和前部巩膜。白睛在脏属肺，肺主气，故称气轮。肺与大肠相表里，其脉络属目（手阳明大肠经，其支者，上颊鼻孔），白睛之疾多与肺及大肠相关。肺朝百脉，主一身之气，辅心司帅血循行之职，水谷精微经脾输转，与肺吸入之清气相合而敷布全身，上注于目，目受濡养，视物精明。肺气不足，脏气不充，则眼目昏暗。故《灵枢·决气》曰："气脱者，目不明"。肺合皮毛，外邪内侵，肺气不宣，白睛易发暴风客热，天行赤眼等证，故疏表宣肺、解散风热为治气轮第一法。若肺气不利，治节失司，气血滞涩，或肺燥热甚，大肠燥结，肺阴不足，则可致火疳、金疳、风轮赤豆及白睛涩痛等，故宣通肺气、清热泄气是治气第二法。白睛与黑睛相连，黑睛属风木风轮，金木相克，白睛之疾更易侵犯黑睛，故清肝明目、养肝益神是治气轮第三法。

- 例三：胬肉攀睛

连某，男，44岁，1977年5月15日就诊。日前两目微痒，未予注意，昨与他人口角，又不慎冒风，遂觉左目灼热，涩痒难忍，眵泪俱多，伴发热、咽干，大便秘结，小便短赤，检左眼白睛表层增厚，呈三角形肉状胬起，色红，横贯白睛，攀侵黑睛。舌红苔薄黄，脉弦数。此由禀性急躁，肝气郁抑，木郁化火，合肺热客邪，相合为犯，火热上壅，经络瘀滞，遂成胬肉攀睛，治宜泻肺疏邪，平肝清火，活血化瘀，方用逐睛汤加减：龙胆草、草决明、菊花、野麻子、楮实子、白蒺藜、乌贼骨各10克，木贼草、石决明（先煎）各15克，川芎、甘草各6克，红花3克，煎服。外用：硇砂1克，老硼砂0.5克，冰片0.5克，共研细末，点左眼。5天后症状大减，续上方加生地黄、白芍、麦冬各10克，治疗半月，诸症悉愈。

- 例四：怕日羞明

陈某，女，37岁，1981年1月17日就诊。两目怕日羞明，视物模糊已4个月。检视力右眼0.2，左眼0.7，左眼视神经乳头边界模糊，水肿，静脉充盈，有点状出血、右视神经乳头颞侧较淡、视网膜动脉较细。诊为"视盘脉络膜炎、继发视神经颞侧萎缩"。曾用激素、血管扩张药、维生素等治疗未效。诊见两目涩痛，两眼白睛满布红络，伴头痛眩晕，牙缝出血，午后潮热，心烦不寐，大便秘结，舌淡红苔薄，脉弦数无力。此为肺气失职、气轮燥热、怕日羞明证。前人以怕日为有余之证，羞明为不足之征。今目痛干涩，在阳分白睛。因肺中客热陷于目中所致；喜处阴暗，视物畏明，系在阴分黑睛，心肺不转输阴精养目所由，法当补散兼施，散肺泻火，养其精光，投连翘饮子加减：连翘、蔓荆子、生黄芪、白茅根、旱莲草、皮尾参（另炖）各10克，红花、升麻、羌活、柴胡各5克，甘草、当归、黄芩、防风各6克，生地黄30克。3剂。白睛红筋消退，龈䀮已止，目干涩均著减，舌淡苔净，脉细无力，守前方去清散之药，增滋补之品，皮尾参（另炖）、枸杞子、女贞子、连翘各10克，熟地黄、生黄芪、桑椹、菟丝子、青葙子、淮山药、旱莲草各15克，当归6克。嗣后出入加减服至15剂，诸症消退，检视力右眼0.8，左眼1.2。

四、风轮

风轮系指黑睛，广义包括角膜、前房和巩膜（黄仁）。黑睛在脏属肝，肝主风，故称风轮。肝藏血，开窍于目，肝胆经脉上联目系（足厥阴经联络眼珠与脑，足少阳胆经起于锐眦）。《素问·五藏生成篇》曰："肝受血而能视"。《灵枢·脉度》曰："肝气通于目，肝和则目能辨五色。"肝的功能正常与否直接反映于目，如肝阴不足，营血亏损，不能上荣，则目昏干涩、夜盲等；肝气郁结，疏泄失职，或久郁化火，气火上逆，则见青风内障、绿风内障；肝火素旺，复感风邪热毒，又易导致聚星障、凝脂障等。肝藏血，肾藏精，"精血同源"，若肾精亏虚，不能养肝，"母病及子"则现黑睛之疾，而传为瞳神之病。黑睛黄仁有保护瞳神作用，故《审》

曰："风轮有损，瞳神不久留"。此外，其他各轮病变也可蔓延黑睛，波及瞳神，临证当须明辨。

- 例五：暴盲

叶某，男，40岁，1980年11月11日就诊。半年前视力渐减弱，经某医院五官科检查，右眼视力0.5，左眼视力1.2，两睛黄斑部结构紊乱，潮红，有大量灰白色渗出物，中心照光反射消失，拟为"右眼慢性中心视网膜炎"。给"地塞米松、维生素、新斯的明"等治疗10天，视力稍好转（右眼0.7，左眼1.2）。10月间视力又逐渐下降，右眼0.2，左眼0.5，黄斑部仍现急性充血水肿及少许渗出，诊为"急性中心视网膜脉络膜炎"。同上法处理罔效，准备行ACTH治疗，患者因有顾虑，乃邀余诊，审两眼视力模糊，行走须人扶引，两眼黑睛有窟陷，上覆黄色凝脂，白睛混赤，眼胞浮肿。伴头痛目干，心烦不寐，口干口苦，腹微胀满，大便秘结，数日一行，小便短赤，舌红苔黄腻，脉弦数。此为暴盲，因愤怒伤肝，又嗜辛热之品，致大肠壅热，郁火上冲风轮使然。治拟清肝泻火为救黑睛风轮，荡热导滞为顺白睛气轮，药用龙胆草、谷精珠、茺蔚子、炒黄柏、知母各10克，夏枯草、酒军（后入）、草决明、生地黄各15克，红花5克，寒水石（先煎）30克。3剂，便下2次，腹中宽舒，胞肿消退，头痛、心烦亦减。再进原方3剂，白睛混赤消失，黑睛黄色凝脂大部吸收，视力增进（右眼0.6，左眼0.8），唯晕眩时作，舌红苔净，脉细弦。余热未清，阴精未复，转投清热养阴以善后，用熟地黄30克，磁朱丸（吞服）、天麻、酸枣仁、夜明砂（布包）、菊花各10克，桑椹、黑芝麻、制首乌、菟丝子、谷精珠各15克，川黄连、甘草各6克，服

20余剂后，视力查：右眼0.9，左眼1.2，已能阅文。

五、水轮

　　水轮系指瞳神，包括瞳孔及晶状体、玻璃体、睫状体、脉络膜、视网膜和视神经等。瞳神在脏属肾，肾主水，故称水轮。肾为先天之本，主藏精，精乃身之本，目之能视，乃精血之所受。《审》云："五轮之中，四轮不能视物，惟水轮普照无遗，神妙莫测，乃先天之津液，肇始之元灵，人身之至宝。"因"肝肾同源"，故瞳神之疾常责诸肝肾。如肾阴不足，命门火衰，或阴阳俱虚，可引起圆翳内障、高风内障、视瞻昏渺、青盲等。

- 例六：视瞻昏渺

　　薛某，女，43岁，1981年1月16日就诊。去年10月间因坐骨神经痛、风湿性心脏病住入某医院外科，给注"青霉素、激素"等，出现视力模糊，检外观端好，右眼0.02，左眼0.06，矫视左原镜--3.5SpN--0.2，右原镜--1.5SpN--0.5，双视神经乳头较淡，边缘清楚，晶体混浊，脉络膜色素沉着，拟为"眼屈光不正""白内障"。转省立医院查见视乳头水肿，眼底静脉变细阻塞，治疗月余未效，遂返本地邀余诊。自诉两眼模糊，视瞻有色，如黄灰沙幕遮盖，视物变形，视杯变长，视地高低不平，伴眼涩微红隐痛，头晕心悸，失眠多梦。舌淡红苔微黄，脉细弦，两尺尤弱，此肾精虚损，水亏火盛，肝阳上亢。法当滋肾水以养神光，平肝火以澄水轮。药用熟地黄、寒水石（先煎）各30克，桑椹、谷精珠、黑芝麻、夏枯草各15克，酒军（后入）、龙胆草、黄芩各10克，川黄连、川芎各6克，磁朱丸（吞服）20克，连服10剂，视物已无纱幕遮盖感，目眼涩痛亦差，舌淡苔净，脉细弱，余症均退。虚火已平，肾水未复，今投滋阴明目，用熟地黄、炙黄芪、黑芝麻、制首乌各30克，桑椹、枸杞子、菟丝子各15克，沙苑子、密蒙花各10克，守上方增损计服30余剂，诸症均愈，右视力恢复0.9，左眼1.2，后因劳复，又赴上海求医，诊为"双屈光不正""病毒性心肌炎"，但治疗月余也无效，仍转余诊，为拟滋肾补水法，视力又复原（右眼1.0，左眼1.2），嗣嘱上方常服，并节房事，免劳神以善后。

- 例七：荧星满目证

温某，男，35岁，1979年1月16日就诊。素嗜酒色，复加操劳，渐而视物如荧星乱舞，外眦隐红微痒，伴心烦失眠、梦交、尿短赤，舌红苔薄黄、脉细数。《审》曰："……其人必耽酒嗜燥、劳心竭肾，痰火上升，目络涩滞，精汁为六贼之邪火熏蒸所损，故阳光散乱而飞伏，乃水不胜火之患。"此由蕴热化火，肾阴暗耗，心火独亢，而诸症丛生，久延恐成内障，应速图之。法当升水降火，清心明目，方投加味坎离丸化裁：用熟地黄、生地黄各15克，枸杞子、白芍、女贞子（蜜水拌）、知母、川黄连、栀子各6克，黄柏（浸人乳）10克，川芎、酒当归各3克。3剂。外眦红退痒止，余症亦减，原方再服5剂，目视荧星减少，脉象平和，心火既平，乃去川黄连、栀子，加入磁朱丸（吞服）10克镇纳肾气而愈。

总之，五轮辨证是眼科临床的主要方法。故后世医家均十分注重于此。因其每与内外障辨治相互为用，故将内外障常用药附列后，以为羽翼（见附表）。

分类	病机	症状	常用药	功效
外障	肝火上炎 血热妄行	目赤	红花、茺蔚子、 青葙子	凉肝明目
	心肺风热 经络壅滞	胬肉攀睛	木贼草、乌贼骨	疏风明目 收敛止血
	肝郁化火 火热上炎	目肿目痛	菊花、夏枯草、 草决明、谷精珠	凉肝泻火 消肿止痛
	风邪郁滞经脉	但目痛	川芎、羌活、防风、 密蒙花	疏风止痛
	热蕴日久 上攻内眦	泪溢无时	酒大黄	通窍导热下行
	风热火眼 阳明热盛	目干灼热	寒水石、知母	清热泻火
	热毒上攻	怕日怕热	知母、黄柏	泻火解毒
	心经热盛	锐角赤泪	川黄连、栀子	清心明目
	肝胆湿热	黑睛涩痛	龙胆草、密蒙花、 柴胡	清肝止痛
	风邪郁热 循径上行	目眶疼痛	蔓荆子、连翘、羌活	祛风清热
内障	精气亏损	羞明	太子参、生黄芪、 枸杞子	补气益精
	肾水亏虚 血分不足	眼睛模糊	熟地黄、肉苁蓉、 沙参	补肾养血
	肾精不足	瞳神无泽	熟地黄、桑椹、 黑芝麻	滋养精水
	肝肾阴虚	干涩无泪	生地黄、麦冬、黄精、 玄参	补益肝肾
	气虚精亏	目中阴影	紫河车、枸杞子、 女贞子、磁朱丸、 菟丝子	益气养精 养血充神

「高热致痉」临证拾偶

《灵枢·热病》篇曰："热而痉者死。"可见高热致痉病情极其危重，临证倘若误辨失治，则危殆立见。故辨治高热致痉，乃中医界当前急待解决课题之一。

叶天士《临证指南·痉厥》篇中明言："五液劫尽，阳气与内风鸱张、遂变为痉。"《温热经纬》云："木旺由于水亏，以致痉厥"便可佐证。故前贤所谓"热极生风""热极发痉"的主要机制乃火毒热邪耗灼五液，致筋脉失濡，动风而成痉。

高热致痉的治则，当以泄热养阴为要。其辨治要点还须审察邪之性质与病变部位，用药于祛邪之中，顾及护液养阴，务使热邪退则痉自止。此即遵《黄帝内经》"治病必求其本"。兹将余运用自拟方治高热致痉临证拾偶举例如下。

- 例一：

叶某，36岁，1976年10月5日就诊。

患者素健，常有口臭便秘，5日前宴食辛腻，始见发热、腹胀、呕吐，渐致高热，医者曾用退热剂、抗生素、物理降温（酒精擦浴）、输液，并中药调胃承气、增液承气、大承气汤等治疗3天罔效。辰下症见：身热如焚，体温40.2℃，神钝言乱，时发痉厥，5日未更衣，腹满拒按，口渴喜冷饮，小便赤短，舌质红，苔厚黄燥中起芒刺，脉细数实。此辛热内炽肠胃，阳明宗筋失濡，前医屡用诸承气急下存阴，似属合拍，但罔效何故？盖调胃承气缓而不走，增液承气滋而不通，大承气燥而不下，故无济于事。拟大承气去辛燥伤阴之枳朴，加虎杖、鲜莱菔汁为自拟导热承气汤。方中虎杖功著清热解毒，鲜莱菔消导下气、护液润下，二药得配硝、黄，有清泄热毒、润下存阴、破结软坚之功。生虎杖、生莱菔汁各120克，大黄30克，芒硝20克。嘱以清水3碗先煎虎杖，剩一碗去渣，纳大黄微煎去渣，再入鲜莱菔汁、芒硝，频频温服。

服药一剂，泄下秽臭，热稍退，续进2剂，便通热退，痉止神清。

- 例二：

黄某，女，13岁，1978年3月8日急诊。

其母代诉：发热、头痛、衄血已3天。经用抗生素、退热剂及止血药等治疗2天，病情加剧延诊于余。患儿高热肢厥，体温40℃，时时作痉，头痛如裂，衄血量多色紫红，面色红赤，呼吸气粗，口渴不欲饮，舌绛少苔，脉细数。证属热陷心营，灼耗心液，逼血妄行，动风痉厥，急当凉血止血，养阴清热。投一尖三汁饮（自拟经验方）：水牛角尖、鲜茅根汁、竹叶心、鲜天胡荽汁各15克，鲜旱莲草汁、鲜仙鹤草、生地各30克。

嘱：水牛角尖用米泔水磨汁，除诸汁外，余药煎汤去渣，兑入一尖三汁，频频温服。

方中水牛角尖、鲜天胡荽（异名铺地锦）泄热止痉，竹叶清心除烦，白茅根、旱莲草、仙鹤草清热坚阴，凉血止血。连服 3 剂，热退血止，诸症尽瘥。

● 例三：

王某，男，32 岁，1979 年 12 月 8 日就诊。

患者饮酒过量，始见发热心烦，体温39.8℃，右胁剧痛难忍，右上腹触及一包块，时而抽搐，口渴喜冷饮，大便4日未解，小便短赤，面色紫暗，口唇发绀，舌绛苔光剥无津，脉弦洪数。此系热毒蕴结厥阴，治宜导热解毒，清肝止痉。投自拟解毒清肝汤。药用半边莲、白花蛇舌草、水内车前草清泄热毒，茅苈汁导热存阴，活地龙镇痉消肿止痛，败酱草、红藤配地龙消肿清肝。方拟半边莲、白花蛇舌草、败酱草、红藤、水内车前草各60克，茅苈汁100克，活地龙10条。以清水6碗，煎药成2碗去渣，兑入茅苈汁，频频服之。

服药 1 剂，大便量多极臭，小便通利，身热稍减，体温39.1℃，药中病所，守方再服 3 剂，大便泄下 3 次，热退痉平，包块消，胁痛止。

● 例四：

阎某，女，48 岁，1979 年 3 月 15 日会诊。

其子代诉：患者素有慢支病史，3日前寒热，头痛，咳嗽，服阿司匹林3片致大汗淋漓，继而高热，咳嗽痰黄，咽喉肿痛，急住某公社医院。体检：体温39.8℃，脉搏112次/分，呼吸29次/分。血常规：白细胞18300/立方毫米，中性粒细胞80%，淋巴细胞16%，嗜酸性粒细胞4%，X线提示右上肺呈片状阴影，肺纹理增粗。曾用红、氯霉素静滴及链霉素肌注，症状未得缓解，乃邀余会诊。症见身热灼手，体温41℃，牙关紧闭，两手时发抽搐，喉间痰鸣，气喘息憋，大便3日未解，脉浮数（因口噤牙闭，舌咽不能探视），证系痰热壅肺，病情危笃，急当针泄痰热开噤，刺颊车、内关、曲池、合谷，及少商出血，使牙关略松，继用宣肺开壅，清咽泄热，投自拟三雪磨饮子擦牙含口，三叶青、雪里开各30克，蟑螂、鼠妇各21个。先将蟑螂、鼠妇煎汤去渣，以汤磨三叶青、雪里开。口噤不开者，以汤磨汁擦牙或含口待牙关开松，可将汁内服。方中三叶青（俗名金钱吊芦葫）清热消肿、宣肺化痰，雪里开（俗名蛇松子，拐子药）清咽消肿，蟑螂、鼠妇解毒消肿。

药后患者吐出痰沫甚多，更服一剂，复吐痰涎，咽痛渐消，体温稍降，体温36.8℃，抽搐次数减，脉浮滑数，舌红苔黄。再进原方2剂，咽喉痛失，热净痉止，咳嗽气喘亦平。改用养阴润肺之品以善其后。

要之：高热致痉，证情危急，审证辨机，及时截断热邪入里，并顾护阴液，诚乃临床辨治之关键。本文验案4例，针对邪气不同、病位不一，均采用泄热救阴之剂而取效。自拟方中多用新鲜中草药，尤其在农村药源丰富，疗效亦佳，随时采摘，具有廉、验、便之利，可进一步验证推广。

绞窄性膈疝治验一则

赖某，男，42岁，农民，福鼎籍，住院号21301。

患者以反复上腹闷痛8个月，暴发绞痛2天为主诉，于1983年10月20日入院。诉于入院前8个月，不明原因出现上腹部间歇性闷痛不适，胸闷恶心，食欲欠佳。入院前2天吃"酸臭饭"后，下田耕地，俯屈操作，过3~4小时，暴发上腹部剧烈绞痛，而后弥漫全腹，宛如刀剐，辗转反侧，坐立不安，呼号不停，放射至右肩胛，伴呕吐3次，为胃内容物，即送入县医院急诊，X线摄片提示："正位片见右肺底部类半圆形阴影，突向肺野，上缘锐利；侧位片见右膈面有一7cm×9cm圆形阴影，突向肺野基底部位膈下。"透视见"右膈运动受限，平卧位阴影形态及位置无改变，两膈下未见游离气体，腹内肠管明显胀气，未见液平面"。意见"右膈膨出性质不能肯定"。经科室会诊，拟"膈疝嵌闭"，须行胸外科手术。缘该院条件所限，未经特殊处理，更因病家经济困难，不能远送，而转入我院，要求中医治疗。病者两日来未排气排便，伴有发热（体温39~40℃），无汗，呼吸急促，口唇发绀，端坐不能平卧，小溲短赤，否认畏冷、呕血、黑便等。既往无胆囊炎、胆石症、溃疡病、外伤、手术史等。有烟酒嗜好。家族史无特殊。体检：体温39℃，呼吸40次/分，脉搏90次/分，血压110/90毫米汞柱，神志清楚，急性病容，表情痛楚，端坐体位，巩膜黄染，呼吸急促，口周发绀，右胸叩诊浊鼓音，听诊呼吸音减弱，双肺未闻及干湿性啰音及胸膜摩擦音，心浊音界无异常，心率90次/分，节律正常，心音强，未闻及杂音和病理性第三心音，腹肌紧张，压痛反跳痛，未见肠型及蠕动波，3分钟未闻及肠鸣音。叩诊无移动性浊音，肝浊音区缩小，肝脾扪诊不满意。化验：血红蛋白（Hb）10克/升，白细胞（WBC）2100/立方毫米，白细胞分类（DC）：中性粒细胞（N）87%，嗜酸性粒细胞（E）1%，淋巴细胞（L）12%，X线透视："右肺野纵隔旁见边缘模糊阴影，右膈面模糊上升。左肺及心脏阴性。腹腔中等量郁气。"病例讨论认为：属绞窄性先天性右侧摩甘尼孔膈疝，病情危重，按西医则急需行胸外科手术。

余诊视后曰："望其面色暗黄，舌偏红苔腐腻；闻其声高气粗，口气臭秽，气短息促；切其脉候弦紧，按之'从心下至少腹硬满而痛不可近'，且大便二日未行，小溲短赤。忆仲景《伤寒论》138条、141条所云……此乃水热互结之大结胸证，当用大陷胸汤，峻下泻热，逐水破结。"主张可以中医保守治疗。遂拟：大黄（后入）、芒硝（冲）、葶苈、杏仁、川厚朴各10克，甘遂2克（研冲），水煎服，一剂后感觉稍舒，腹部可

110

闻及肠鸣音，乃药中病机，更进一剂，肠鸣矢气，得快利，大便6次，小便9次，量多臭秽，痛减大半，少腹硬满即解，身热减退（体温37.6℃），腐苔转退，脉弦缓，余心下硬满痛，拒按，继以小陷胸汤合枳术汤化裁：川黄连6克，瓜蒌、半夏各15克，枳实、白术、薤白各30克，4剂后体温正常，心下硬痛渐消，可胜重按，食欲增加，二便自调，睡眠尚可，巩膜黄染渐退，再守上方加枳实、白术至60克，神曲10克，麦芽30克，12剂而安。

• 讨论

1.膈疝是指腹腔脏器（胃、结肠、大网膜、小肠、肝、脾、胆等）穿入膈肌进入胸腔。按病因可分为先天性和后天性。先天性膈疝是胚胎期发育缺陷所致；后天性膈疝是外伤或食管裂孔组织松弛引起。绞窄性膈疝乃于膈疝基础上发生胃肠道绞窄性梗阻。本例发生于右侧摩甘尼孔（即胸骨旁孔），疝入的大多为大网膜、肝、胆，以及胃肠等，所以X线下见半圆形膨出，有胃肠梗阻的表现，胆囊或胆管嵌闭则病痛放射至右肩胛及黄疸等，右肺受压故见气急、紫绀等。

2.祖国医学认为，大结胸证的形成，乃因宿有水饮留滞，邪热内陷，水热互结而成。其表现如《伤寒论》138条曰："膈内拒痛，胃中空虚，客气动膈，短气躁烦，心中懊侬，阳气内陷，心下因硬"，141条曰："不大便五六日，舌上燥而渴，日晡所小有潮热，从心下至少腹硬满而痛不可近"，概括了绞窄性膈疝的主要症状和体征，素有水饮之人，可表现为胸闷恶心，食欲欠佳，脘腹痞满，甚至气短心悸等，而先天性膈疝病人往往也有这些表现。因此，笔者认为，绞窄性膈疝属于中医大结胸证的一种类型，值得进一步探索。

3.大结胸证，水热互结，或夹杂宿食胶滞，阻遏气机，不通则痛，有暴绝之危。逐水破结，通下导滞，迫在眉睫。虽硝、黄有将军之性，亦恐太缓，更须甘遂，暴破之猛士，方能胜任，故张锡纯曰："大黄、芒硝力猛，开痰消热，但难奏效于顷刻，少佐甘遂，其性攻决迅速异常，三者合方，立能肃清其空旷之府，使毫无障碍，乃霹雳之手段也。"《黄帝内经》曰："大毒治病，十去其六""中病即止"，因此，《伤寒论》用大陷胸汤时告诫："得快利，止后服。"饮之与痰同源异态，仅稀稠之分，饮家每夹有痰，饮可速去，痰宜缓图，所以，"止后服"后，就以小陷胸汤辛开苦降，化痰消结，或有水饮夹食滞者，遵《金匮要略》"心下坚，大如盘，边如旋盘，水饮所作，枳术汤主之"，以健脾消食，助运利水，行气散结，此乃笔者治疗大结胸证的一般过程。本例系水饮食滞与邪热互结而成，故先投大陷胸汤加味以速决，继以小陷胸汤合枳术汤化裁善后。

4.关于结胸症的病因，《伤寒论》所说系由表证误下所致，而临床不因误下而成者，有之；或先无外感即发者，亦有之。因此不必拘泥，但见其脉症，有是证则用是药。如绞窄性膈疝可因体位的变化而发，或外伤而成，许多能使腹腔内压升高的因素均可导致。

总之，根据《伤寒论》结胸证理、法、方、药，分析治疗绞窄性膈疝，不管在国内或国外，均为少见，有待进一步深入探讨。

活血化瘀法
临证刍议

活血化瘀法是以《黄帝内经》"逸者行之，留者攻之"为依据的一种治疗瘀血证的方法，有疏通经络、去瘀生新、消肿散结、止痛止血等功效，用于血行不畅、瘀血阻滞所引起的各种疾病。

瘀血证的形成，有因外感六淫邪气入络者；有跌打损伤，出血留蓄所致者；亦有内脏机能失调而引起者，如肝气郁滞，使血行不畅；阳气不足，血行无力均可产生瘀血证。可见瘀血证类型种种，加之体质虚实之差别，所以治疗也有所不同，如散寒活血，用桂枝红花汤；泻热攻瘀，用桃仁承气汤；行气活血，用柴胡疏肝汤；益气活血，用补阳还五汤；温阳行血，用急救回阳汤等。

历代医家认为："气血以流通为贵。"血随气行，也随气滞，故活血化瘀药常与理气药配伍，瘀得温则行，得寒则凝，所以活血化瘀药多偏温通。我在临床上以清代医家王清任之血府逐瘀汤作为活血化瘀法之主方加减应用。该方能通上达下，透表彻里，枢转气机，活诸经之血，行周身之瘀。如体质虚弱，不任消伐者，常配合大黄䗪虫丸以缓图，或佐以益气养血，相辅而行，消补并用。在辨证上以疼痛如刺，部位固定，面色黧黑，瘀点瘀斑，症结肿块，出血紫暗，或有血块，青筋显露，脉细涩等为适应证。风痹日久不愈，多有血瘀，据"血行风自灭"之论，投以本法，疏通血脉，风邪将随瘀去而除。关于活血化瘀法，文献报道颇多，兹不赘述，现将我运用本法治疗疑难病证偶拾摘记于下。

- 例一：关格（幽门不完全梗阻）

王某，女，47岁，1975年7月5日初诊。患者胃脘满胀，嗳气已2个多月，近数日食后饱胀不堪，逾时即吐出，吐出物为饭粒、酸水和黏液，吐后胃脘稍宽，经某医院X线钡餐透视，报告"幽门不完全梗阻"，动员手术治疗，病者因有顾虑，乃转我诊。查见脉沉涩，舌质紫暗，面色晦滞，肌肉消瘦，精神疲倦，语言低沉，大便秘，四五日或六七日一行，小便清，睡眠欠佳，头微晕眩，性情躁急。诊为瘀阻胃脘，通降受阻之关格证，拟用活血化瘀，降逆止呕以为治。

处方：葎草、半夏各30克，大黄、枳壳、柴胡、赤芍、川芎、牛膝各10克，当归、莱菔子各15克，桃仁9克，甘草5克，红花、姜汁各6克，蜂蜜60克，水煎，去渣，后入大黄稍煮，取药液兑入姜汁、蜂蜜，日3次夜1次分服。5剂。

7月11日复诊：药后大便2次，先硬后溏，有坠迫感，食入仍胀，呕吐稍减，酸水增多，面色紫晦如前，脉沉涩。病症稍减，再增大黄䗪虫丸化瘀，牡蛎、川连制酸。

处方：原方加大黄䗪虫丸10克，牡蛎15克，川黄连6克，

4剂。

7月21日三诊：大便日行一次，排便通畅，脘胀、吐酸等症俱减，饮食增进，面色转佳，舌质略紫，脉细缓。拟原方去大黄以免攻伐太过，续服10剂。

8月2日四诊：大便正常，纳食增加，面色红润，肌肉渐丰满，舌色如常，脉和缓。今瘀血已除，胃气通降无阻，拟香砂六君子汤加减善后。

后经X线胃肠造影复查未见异常，随访8年无再发。

按：本例呕吐，便闭，下关上格，西医诊为"幽门不完全性梗阻"，中医辨证属瘀阻胃脘，肠胃升降失司所致，故以化瘀通幽为治。方中葎草行瘀消结，大黄、莱菔子、蜂蜜润下，半夏、姜汁降逆止呕，桃红、芎归活血化瘀，柴胡、枳壳旋转枢机，牛膝通利血脉，甘草和中，并协调诸药，合用则奏活血化瘀，通胃降逆之功，而收速效。

• 例二：历节风（类风湿关节炎）

范某，女，52岁，1978年9月9日初诊。患者全身关节疼痛已3年，某医院诊为"类风湿关节炎"。曾经中西药治疗略有好转，但停药后痛又增剧。今见全身关节肿痛，肩、肘、膝、指、趾等关节共有56个米粒至黄豆大小结节，四肢肌肉萎缩，行走艰难，手指活动不便，食欲减退，二便如常，舌淡边有齿印瘀斑，苔薄白，脉弦细。血常规检查：红细胞246万/立方毫米，血红蛋白10克/升，白细胞6600/立方毫米，中性粒细胞77%，淋巴细胞22%，大单核细胞1%，血沉55毫米/小时。证属气血两虚，瘀血阻滞，风湿乘虚侵入，邪气稽留与瘀血搏结为患，治拟补益气血、疏风祛湿、通痹行瘀为法，投补阳还五汤合血府逐瘀汤化裁。

处方：黄芪120克，当归60克，赤芍10克，桃仁、红花、地龙、桔梗、柴胡、甘草各15克，牛膝、枳壳、川芎、生姜各30克，狗婴1只，大枣30枚，红酒、白糖各120克。先将狗婴（初生12日内小狗）布包清水煎糜，取汁备用，另以清水4大碗文火煎药约成2大碗，去渣，合入狗汁、糖、酒再入文火煎成4大碗，分8份，日3次夜1次，2日服完。6剂。

9月20日复诊：据云服药3剂疼痛加剧，但服至5剂后痛减，关节肿大亦减大半，今步行较前方便，手能屈伸，紫斑稍退，脉缓，药已中病，再服10剂。

10月2日三诊：诸证悉减，继以十全大补汤善后。

按：本例因气血不足，卫气不固，致风寒湿二气侵入与瘀血痰湿凝结，闭阻经络，遍历关节，而成历节风。由于久病正虚，邪气深入，故方中重用黄芪益气祛风，桃红四物汤活血行瘀生新，四逆散调理气机，地龙通络搜邪，桔梗开上，牛膝达下，姜枣糖酒补益营卫，又以狗婴血肉有情之品温养经脉，补益气血，扶正祛邪，相继调理，竟得全功。

• 例三：腰痛（腰肌劳损）

李某，男，44岁，工人，1977年4月18日初诊。患者腰痛已3年，经某医院检查为"腰肌劳损"，曾服补肾中药未效，日趋严重。近腰痛剧烈，痛如针刺，但转侧自如，肾俞穴有压痛点。面色暗晦，唇甲色淡无华，食欲不振，睡眠欠佳，神意肢软，二便正常，舌质黯淡，根部有紫斑，苔白腻，脉沉涩，诊为瘀血腰痛，以血府逐瘀汤加三七，老酒活血化瘀通利经脉调治。

处方：当归、生地黄各15克，赤芍、红花、桃仁、川芎、牛膝、桔梗、柴胡、枳壳各10克，甘草、三七各6克，老酒一杯（冲），水煎。3剂。

4月21日复诊：经服上药，疼痛从腰部蔓延至背、臀、大腿等处，此所谓"药不瞑眩，厥疾不瘳"也。续原方再进7剂。

4月26日三诊：疼痛减轻，面色暗晦减退，精神较振，但脉细涩。此瘀血未尽，营卫已亏，拟原方减少化瘀药，增强养血之功以治。

处方：当归18克，川芎、赤芍各12克，熟地黄30克，红花3克，桃仁、枳壳各6克，牛膝、桔梗、柴胡各9克，甘草10克，老酒一杯（冲），白糖60克，水煎。10剂。

药后，诸症悉除，身体健康如常，随访经年未发。

按：腰为肾之府，腰部疼痛固多责诸肾虚，但其痛隐隐，酸痛并作，劳累尤甚，伴有耳鸣头晕，精神不振，舌淡白胖，或嫩红少苔，脉沉细，与瘀血腰痛状若针刺，伴有面色晦暗，舌暗或有斑点脉涩不同，一虚一实，不容混淆，否则犯虚虚实实之戒。瘀血证服活血化瘀药后，往往瘀动欲出与正气相搏，疼痛加重，此乃佳象，切勿遽然改弦易辙，俾前功尽弃。本例是最好的说明。

- 例四：胃脘痛（神经官能症）

蒋某，男，42岁，1978年2月26日初诊。自诉胃脘痛两年余，痛时向周身扩散，或头、或胸胁、或肩背、时作时止，一日数发，发病至今无间断，痛苦难言。几经医院检查，均未发现器质性疾病，先后服中药300余剂，症不消除，面色黧黑，精神萎靡，肤色枯槁，食欲不振，二便正常，睡眠欠佳，口不渴，舌淡嫩边紫暗，苔薄白，脉弱涩，诊为瘀血内积，经脉阻滞，不通则痛，治拟血府逐瘀汤活血行瘀、通利经脉。

处方：当归、川芎、赤芍、桃仁、牛膝各10克，生地黄15克，红花、桔梗、柴胡、甘草各6克，水煎。3剂。

2月29日复诊：身痛稍减，余症如前，以原方加大黄䗪虫丸6克，增强化瘀之力，连服10剂。

3月10日三诊：药后下褐色极臭大便数次，痛瘥大半，胃脘自觉宽舒，食欲增进，面色皮肤稍泽，舌质紫斑渐退，但脉尚微弱。知瘀血去而未尽，正气较虚，拟原方去大黄䗪虫丸加太子参、黄芪各15克。10剂。

3月21日四诊：面色日趋红润，舌根部紫斑全退，精神好转，睡眠亦佳，胃脘和全身疼痛均除，乃以八珍汤善后。

按：本例系气滞血涩，久病入络，瘀血作祟为患。瘀血不去则新血不生，气血日衰，不克荣华于色，则面色黧黑，肤发枯槁；心失血养，神气不充，则精神萎靡，睡眠欠佳；脾胃运化失常，遂见食欲不振。治当活血行瘀，通利脉络，以生新血，且"气为血帅"，气行则血行，故佐以理气，用血府逐瘀汤加减，再加大黄䗪虫丸，消瘀血而使之有所出。竟然药后便下褐色极臭之物，而衃血得去，气机调畅，中焦健运，痛消食增，气血从所而生化无穷，百骸得养，荣华于色，诸恙消除。

- 例五：右胁痞块（肝肿大）

黄某，男，36岁，干部，1965年4月5日初诊。患者去春即感劳累后胁痛，又被杉木撞伤，渐增纳差，身重，肢乏，头眩，胸胁痞闷，就诊于某医院。体检：肝右肋下5厘米，质地中等，脾未触及，余无特殊，血常规检查：血红蛋白119克/

升、红细胞405万/立方毫米，白细胞6200/立方毫米。肝功能检查：锌浊5单位，射浊3单位，射絮（－），脑絮（－），GPT40单位。转余诊时，症见右胁时时刺痛，拒按，脘腹胀闷，食纳不振，大便时溏时秘，小便清长，口干不欲饮，头时眩胀，精神抑郁易怒，面色晦暗，舌淡边有紫色斑点，苔白厚腻，脉弦大，诊为肝气郁结，瘀血凝滞，拟用疏肝理气、活血化瘀调治。

处方：丹参、炮穿山甲各15克，三七3克，桃仁、赤芍、柴胡、香附、枳壳、青皮、川芎各10克，红花、大黄䗪虫丸各6克，水煎，空腹温服。3剂。

4月7日复诊：右胁痛感增加，大便不畅，量少，此瘀浊欲行未能，拟原方加大黄15克以推陈致新，嘱服5剂。

4月11日三诊：连续服药，便下黏液秽浊较多，胁痛稍减，但舌质瘀斑未退，脉弦。恐攻下太过，有伤正气，拟原方减去大黄，增大黄䗪虫丸为10克，继服10剂。

4月30日四诊：大便每日一次，量多，黏液秽浊减少，脘腹渐宽，胁痛大减，舌边紫斑亦退，脉弦。但胁下痞块尚未消尽，乃拟疏肝和营，软坚消肿为治，予逍遥散加味。

处方：当归、丹参、白芍各15克，茯苓、白术、柴胡各10克，蒲公英、炮穿山甲、牡蛎各30克，薄荷、煨姜各6克，水煎。

5月30日五诊：上方出入共服30剂，肝肿消退，胁痛、脘胀均除，食纳增进，面色红润，舌淡红，脉缓和，继以归脾汤合逍遥散调理善后。

按：本例证属中医"癥积"范围，致病之初，因胁部受击，厥阴经脉瘀滞，如《黄帝内经》所说"有所堕坠，恶血留内"，乃渐积成瘕。始用柴胡疏肝散加活血之品疏肝理气、行瘀破结，药后瘀动痛增，次诊加大黄推陈致新，导下瘀浊，三诊加重大黄䗪虫丸缓消积块，以攻为补，诸证递减，又以逍遥散伍软坚散结之品，建续服用，而获痊愈。

总之，活血化瘀法在临床运用十分广泛，关键在于抓住瘀血证的特征，分清寒热虚实，配合寒温补泻，斟酌峻攻缓图之策。

急黄辨治纪实三则

急黄之证，发病急骤，来势重笃，症情变化复杂，发展迅速，治疗十分棘手。既有中焦脾胃、肝胆之病变，又有上焦心神之损伤，还可能生风动血等，但千头万绪，总不离乎脾胃湿热熏蒸肝胆之机要。论治亦应抓住这一症结所在，方能切中肯綮，即可迎刃而解，此谓"并力捣其中坚，使离散无所统，而众悉溃"也。遵循此规律，余曾治多例急黄，取得良效，兹札记三则。

- 例一：

蔡某，男，32岁，农民，福鼎沙埕人。1964年5月28日12时前来急诊。

患者脾胃素弱，10日前冒雨耕作，后即倦怠身重，脘闷腹胀不能食。继之口鼻出血，发黄发斑，尿赤便秘，医予冬地等水煎冲服石硫黄（一方2.4克，一方1.8克），不但无效，反而遍身紫斑，神昏谵语。闻其呼出之气，"烂苹果味"很浓，更见深度黄疸，汗出而黏，齿燥唇焦，舌卷色绛，苔黑褐色，腹胀按之坚实，肝于肋下8厘米，脾未扪及，脉洪滑数，四肢厥冷，体温37.8℃。血常规检查：红细胞330万/立方毫米，血红蛋白8.5克，白细胞13000/立方毫米，中性粒细胞76%，淋巴细胞24%，尿胆原1：40，尿胆素（+）。此乃湿热化燥，入营动血，扰乱心神，治宜沃焦润涸，凉血清肝，泻火解毒。拟生地黄、鲜茅根各30克，牡丹皮、赤芍药、栀子各9克，茵陈蒿60克，玄参15克，大黄12克，紫雪丹（冲）、羚羊角（磨米泔水冲）各1.5克。

5月29日复诊：药后下黑便约1500毫升，极臭，腹胀痛稍减，衄血、出汗减少，余症如故，为热毒下行，邪势稍挫，更进原方去大黄加银花15克以解毒。

5月30日三诊：排黑色粪便约800毫升，尿量增多色黄，昏谵减轻，厥回汗止，黄疸转淡，紫斑渐化，舌卷囊缩消失，知饥索食，脉弦滑，舌红苔黄，方用甘露饮加减，以清热利湿解毒，养阴凉血醒神。生地黄30克，玄参、鲜石斛各12克，茵陈蒿、枇杷叶各9克，黄芩6克，枳壳、甘草各3克，鲜茅根18克（米泔水洗），板蓝根、金银花各15克，紫雪丹1.5克（冲）。并饮鲜荸荠汁调葡萄糖粉。

6月1日四诊：大便一次约300毫升，神清，肝大5厘米，遍身皮屑剥落，瘙痒，唇齿回润，小便黄而长，舌红苔中尖白，舌根仍黄，脉弦微滑，体温37℃。守上方去紫雪丹、生地黄，增银花至24克。

6月2日五诊：诸症减轻，守上方5剂。

6月7日六诊：上午10时，恶寒发热（体温38.5℃），寒轻热重，肤色浅黄，紫斑全消，时呕逆，口不渴，足胫水肿，按之凹陷，大便正常，小便淡黄，舌微红，苔中尖部白，舌根黄，脉浮弦。此系实火已挫，内邪外达之佳兆，予逍遥散合温胆汤化裁，一方面疏导余邪外出，另一方面健脾祛湿和胃。竹茹、茯苓各9克，薏苡仁、淮山药各18克，柴胡、黄芩、枳壳、橘络、茵陈蒿各4.5克，白芍6克，薄荷、甘草各1.5克。

6月8日七诊：全身微汗，寒热渐退，体温37.6℃，呕逆消失，二便正常，舌苔未退，脉仍弦。拟茯苓、竹茹、大腹皮（酒洗）、车前、莲子、茵陈蒿各9克，淮山药24克，薏苡仁18克，枳壳、柴胡、佩兰、新会陈皮、苍术、酒芩各1.5克。

6月12日八诊：上午10时，复寒热，体温37.6℃，额有微汗，肿胀全消，口不干渴，脘闷肢倦，食欲不振，二便正常，舌淡红，苔中尖部厚白，舌根黄，脉浮弦。此乃余湿夹浊留伏膜原之征，宜予开达，用达原饮加沙参。沙参15克，槟榔4.5克，厚朴、酒茯苓、白芍各9克，知母6克，煨草果、甘草各2.5克。

6月14日九诊：服前方2剂，热退（体温36℃），胃纳大增，肝脾均未触及，舌微红，苔薄白而润，脉和缓。化验：白细胞6800/立方毫米，红细胞332万/立方毫米，血红蛋白9.5克/升，尿胆原1：20，尿胆素弱阳性。取四君子汤合逍遥散加减补脾柔肝。党参、当归、白芍、白术、茯苓各9克，柴胡、橘络各3克，淮山18克，炙甘草4.5克，共服十数剂以善后。

按：本病缘由湿热为患，滋润、辛温之品当为禁忌，前医误投冬地以恋湿，硫黄之助热，以致湿热化燥，火焰燎原，内动营血，上扰心神，中灼阳明，下燥肾液，是时当宜苦寒通泻六腑，导邪外出，折其火势；咸寒清营凉血，固护肾液，以保生机，这是治疗的第一阶段。第二阶段，从三诊开始，火势渐退，湿象渐显，故投甘露饮清热利湿，养阴生津。六诊时忽寒热，以二便正常，知非里热复炽，脉浮弦乃示余邪外越；肢肿系阳明客气虽去，而太阴本虚未复，用温胆合逍遥，使三焦疏利，脾旺胀消，为第三阶段。九诊时，表现为余邪夹浊，留伏膜原之征，复寒热往返等，真是剥蕉抽茧，层出不穷。故健脾疏肝，无济于事，必须开达膜原，用达原饮加沙参，方中病机，诸恙乃失，这是第四阶段。4个阶段反映了湿热病变证的治疗概要。即遵循卫气营血和三焦辨证论治的规律。

• 例二：

刘某，男，39岁，福鼎沙埕渔民。1975年10月13日就诊。

患者诉于20天前，因纳呆、疲乏、尿黄，赴某医院就诊，查黄疸指数12单位，GPT200单位，诊为"急性黄疸型肝炎"而住院。以"维丙肝、肝泰乐、能量合剂、维生素类"，并配合中药（具体不详）治疗，病情日趋恶化，出现腹水，进而昏迷。拟"急性黄色肝萎缩"，转入我院。体检：体温37℃，脉搏110次/分，呼吸24次/分，深度昏迷，皮肤、巩膜黄染，舌苔腻浊而黑，脉弦数。心肺（－），腹部膨隆，有移动性浊音，肝上界于右第六肋间，下界在右季肋上1.5厘米。肝功能检查：黄疸指数80单位，凡登白双相阳性，总蛋白7.5g%，白蛋白3.5g%，球蛋白4g%，TTT25单位，TFT（+++），ZnTT27单位，CFT（+++），GPT372单位。此为湿毒弥漫，三焦郁闭，肝胆失疏，水液不行所致。急投茵陈蒿汤合栀子柏皮汤化裁：茵陈蒿60克，大黄18克，栀子、黄柏各6克；水煎分2次服，日2剂。

10月14日复诊，药后连续下大便3次，约一痰盂，色黑状如糊，尿量增多，如皂角汁状，腹部稍软，神志略清，口干索饮，药既中病机，仍循前法，乘胜进军。

10月16日三诊，又下大便2次，色状同前，黄疸减退，已省人事，腹水减退。此后每日一诊，俱按前方不变。

10月23日诊，腹水已消大半，能自行坐卧，日大便2次，其色尚黑，此湿热之毒大势已去，余毒犹存也，遵祛邪务尽之旨，将原方递减一半，日服1剂。

11月3日诊，黄疸基本消退，大便由黑转黄，小便清长，精神食欲尚佳，至此之际，邪势已去八九，正是恢复阶段，不可过投苦寒，恐伤脾胃，便将原方再减半量，加入银花、蒲公英、丹参、白芍、泽泻、茯苓、甘草等清热解毒，和血扶脾。最后以丹栀逍遥散加茵陈蒿收功。1979年1月10日查肝功能：黄疸指数4单位，凡登白试验（－），GPT76单位，TTT2单位，ZnTT4单位，TFT（＋）。同年7月超声检查，肝脏大小正常，能出海捕鱼，随访至1984年，一切良好。

按：湿毒之邪，壅结脾胃，熏蒸肝胆，其证为实，治之之道，当务祛邪，祛邪之道，必使邪有出路。本案用茵陈蒿清热利湿，栀子清泻三焦之火，黄柏清利下焦之火，三者合用，使湿热之邪从小便而出；重用大黄禀将军之性，荡涤肠胃，使瘀热由大便而解。如此峻攻之剂，尚需守方20余剂，直至粪色转黄，邪毒尽退为止，否则，不免有余焰复燃之虞。诚可谓，祛邪务尽，邪去正安也。

- 例三：

林某，女，27岁，1964年8月22日就诊。

患者右上腹部剧痛伴恶寒发热1周，呕血黑便3天为主诉入院。体检：体温39℃，脉搏100次/分，呼吸25次/分，血压126/70毫米汞柱，皮肤、巩膜深黄，额汗淋漓，精神倦怠，瞳孔对光反射比较迟钝，右上腹可扪及鸡蛋大肿物，压痛明显。化验：白细胞8830/立方毫米，中性粒细胞71%，淋巴细胞27%，嗜酸性粒细胞2%，红细胞123万/立方毫米，血红蛋白2.5克/升，尿胆红素阳性，尿胆原1∶40，尿胆素阳性，西医诊断坏疽性胆囊炎，以联合应用抗生素、纠正水电解质紊乱、升压等处理2周，病情日趋恶化，体温39℃，白细胞11450/立方毫米，红细胞104万/立方毫米，血红蛋白1.8克/升，建议外科手术治疗，病家不同意，遂于1964年8月22日转中医治疗，察其面色苍黄，神疲肌瘦，额汗淋漓，身热（体温39℃）灼手，脘腹胀满，右胁肿痛拒按，口干苦而不思饮，气息低微短促，小便短赤，大便三日未行，舌淡苔黄浊而燥，脉弦细数。此肝胆湿热极盛，气阴之伤亦重，正虚邪实，法当宽猛相济，养正祛邪相兼。处方：生黄芪、茵陈蒿各15克，川厚朴、枳壳、大黄、郁金、炒栀子、黄芩、木香各9克，川黄连、柴胡各3克，连翘、芒硝（冲）各18克，蒲公英30克，西洋参（另炖）6克。水煎分3次温服。又以蒲公英60克炒白烧酒敷胆囊区。并配合针刺丘墟、蠡沟、阳辅、日月、中脘（俱用泻法）。

8月23日诊，昨晚11时许下黑褐色硬粪块12枚，后下咖啡色溏粪少许，腹部略松，小便色黄稍长，脉弦细，余如故。乃腑气虽通，浊垢未尽，原方减芒硝、蒲公英各半量，外敷、针灸同前。

药后复下咖啡色溏粪2次，量多极臭，腹胀及右胁肿痛渐消，体温37.2℃，脉弦细。邪势大退，药宜减量。西洋参、炒栀子各6克，生黄芪12克，川厚朴、枳壳、条芩、大黄、广木香、芒硝各4.5克，茵陈蒿、蒲公英、连翘各9克，柴胡、郁金各2.5克。外敷、针灸同前。

8月26日又见寒热（体温39℃），口干苦微渴，腹不满，胁肿痛略减，浊苔已退，舌微红无津，脉弦数，精神尚好，是正气抗邪，余邪外达之象，拟滋润清解法。生地24克，玄参、茅根、金银花各15克，茵陈蒿、枇杷叶、条芩、竹茹、蒲公英各9克，鲜石斛12克，枳壳、甘草、柴胡各4.5克。

8月30日诊，前方服4剂，诸症全消，体温正常，唯尚觉疲乏，而以当归补血汤合四逆散加石斛等收功。9月6日痊愈出院，随访3个月未见复发。

按：本例系湿热内蕴脾胃，熏蒸肝胆，阴伤气微之急黄，邪实不可峻补，正虚不耐纯攻，贵在斡旋于攻补之间，所以，方中既有清热化湿、荡涤阳明之茵陈蒿汤、大承气汤等，也有益气生津之西洋参、黄芪，寓补于攻，俾祛邪而不伤正，补虚而不碍邪。药后邪实大势已去，则以刚柔相济之甘露饮，一面搜剔余邪，一面恢复胃气，此"追穷寇"也。是时若单纯补益脾胃，余焰可能复炽，因"炉烟虽熄，灰中有火也"；若只顾攻邪，则正气不支，乃索金于乞丐，垂楚日加，徒毕其身而已。故治病关键在于权衡正邪消长状态。

温病危重证辨治札记

一、春温变证

　　欧某，女，19岁，1976年1月12日就诊。3日前开始头痛，寒热，周身痛似被杖，咽痛，无汗，口渴，医投麻桂之剂，遂大汗淋漓，大烦渴，身大热，时谵妄骂詈，不避亲疏，弃衣而走。更延数医，皆用氯丙嗪肌注，一次量达62.5毫克，也仅能安静片刻，遂急邀余诊。察面色红赤，气粗声高，谵狂昏乱，遍体壮热（体温40.2℃），大汗淋漓，渴欲饮水，大便3日未解，尿短赤极臭。舌红，苔黄燥，脉弦数，病系春温误汗，邪热内传阳明，致成阳明经腑俱实之证。遵叶天士"胃中宿滞挟浊秽郁伏，当急急开泄"之旨。急处大剂白虎承气汤，用石膏125克，知母、大黄、川厚朴各30克，甘草、粳米、芒硝各15克，枳实20克，先煎石膏数沸，继入知母、粳米、甘草，后入朴枳，最后下大黄，去渣后纳芒硝再服。因患者拒服，又和入蜂蜜125克，候其索饮时与之，果然尽剂，迨辰许，下恶臭屎甚多，计便下4次，身热渐退，汗少，随而安寐一昼夜。翌日言语有序，知饥索食，与稀粥一小碗，复入寐，面不红赤，身热尽退（体温37℃）神清而倦，舌润红，脉缓和，乃与竹叶石膏加减3剂以善后。

二、暑温

陈某，男，7岁，1972年6月18日就诊。3日前始发头痛，身微热，后继身体壮热，神倦嗜睡，时神昏谵语，头痛甚。医者肌注青链霉素，并服银翘散未效。急来邀诊。察面色红赤，目闭神昏，牙关紧闭，颈强直，身热，气粗，汗出渍衣，大便3日未解，溲浓赤，舌倦缩，唇燥，脉沉弦数。证系阳明经腑同病，而腑证偏重，拟先投大承气汤急下存阴，荡泄腑实；用大黄（后入）、芒硝（另冲）各12克，川厚朴10克，枳实6克。水煎，鼻饲，一剂。药后便下5次，量多极臭，身热渐退，神清，唯口干舌燥，脉弦数。此腑气已通而津液未复，阳明经证仍在，方易白虎加人参汤加味；用石膏（先煎）、沙参各30克，知母9克，甘草6克，粳米15克，银花、板蓝根、大青叶各10克，3剂。身热尽退，舌转红润，脉缓和，病已告愈。虑温病之后，阴必有伤，用沙参麦冬汤加减善后。

三、暑湿内闭

陈某，男，34岁，1977年8月10日就诊。患者操舟为业，盛夏出海，归来即发头痛、呕吐、卧床不起，次日呕吐益频繁，稍畏冷，发热，渐而神昏不语，烦躁，无汗，目直视，循衣摸床，舌淡苔厚浊腻，脉沉弦。证属暑湿蒙蔽清窍，治当芳香开窍，清暑化湿，用郁金、石菖蒲各15克，藿香、佩兰、远志各9克，碧玉散（冲服）、银花各15克，薄荷、行军散（冲）、皂角各6克，武火煎，稍凉与饮。一剂后，神清，诸危象戢敛，唯口不能言，舌淡，苔仍浊腻，继原方出入：用郁金、石菖蒲、山栀子、碧玉散（冲）、茯苓、半夏曲、远志各10克，竹茹15克，佩兰、藿香各9克，荷叶、枳壳、行军散（冲）、皂角各6克，3剂，神清，对答如常，舌润苔薄，脉和。诸恙已平，继投善后方：竹茹12克，枳壳6克，童参、茯苓各15克，薏苡仁30克，半夏曲、远志、石菖蒲、麦冬各10克。

四、瘟疫

邱某，男，32岁，1965年6月28日就诊。夏月发洪，前往救灾，次日即寒热交作，周身疼痛。前医投麻附汤，服后症剧。察周身肌肉及目睛深黄色，身热，气粗，心烦，头身痛，小腿酸痛尤甚，腹胀痞块，鼻、龈、肌肤、二阴皆出血，声嘶，口干臭，舌红，脉弦细数。此瘟疫热毒，陷于营血所致，当清热解毒，凉血止血，亟处鲜茅根120克，生地黄、紫草、紫花地丁、蒲公英、大蓟各30克，赤芍10克，牡丹皮、栀子、大黄（后入）、玄参、茜草各15克，板蓝根60克。水煎，频频予服，一剂。另以鲜茅根500克，泔水洗净，煎代茶饮。药后，下黑臭矢甚多，余症未见进退，原方继进一剂，继下臭矢一次，黄疸渐退，衄血止，诸症俱减，舌红，脉数，小腿微作痛。邪热渐解，原方去大黄、茜草、紫花地丁、大蓟、栀子，以免过用寒凉败胃伤津，加生地黄30克，麦冬15克，养阴增液，丹参、桃仁各15克，和血消瘀；另仍用鲜茅根煎代茶饮。十余日后，诸症均瘥，唯胁痛痞块未尽消，再处托里举斑汤合益胃汤加减：生地黄、蒲公英、麦冬、炮穿山甲各15克，当归、白芍各10克，柴胡3克，鲜茅根、沙参各30克，甘草6克。10剂，症除，随访6年，一如常人。

五、秋燥致痿

王某，女，31岁，1965年10月15日就诊。病起5日，初寒热，头痛，咳嗽痰少，咽干，继则暴吐，不能言，右侧肢体瘫痪，余察其咳声不扬，痰黏不畅，神志呆滞，目闭，右侧手足不仁，喜饮欲呕，脉细数，舌绛中剥，边有黄褐干燥薄苔，断为秋燥伤肺，治节失司。治拟清肺救阴，利肺化痰，投清燥救肺汤加减：桑叶、胡麻仁、枇杷叶、瓜蒌皮各9克，生地黄、石膏、竹沥各15克，西洋参、甘草各5克，杏仁、麦冬、川贝母各6克。2剂。晨服一剂至夜即能言语，咳痰转畅，舌苔回润，周身津津微汗，便下一次量多，溲长，偏瘫，麻木随退。

六、产后冬温坏症

刘某，女，30岁， 1977年12月5日就诊。产后5日，自觉头痛，鼻塞流涕，咳嗽痰白稠黏，发热恶风，无汗，口干苦，心烦不寐，大便秘结，尿微黄，恶露未净。医谓产后瘀阻复感寒邪，投生化汤加荆防2剂，症反剧。察神疲，耳聋，手足心热，时手足蠕动，舌光绛，无苔，恶露不绝，脉细数，乃诊为产后冬温，误用温散，至温邪深入下焦，伤津劫液，急用复脉汤加减，养阴复脉，兼消瘀血，用炙甘草30克，干地黄、白芍、麦冬各20克，阿胶、麻仁、桑叶各10克，鳖甲、益母草各15克，三七3克，连服3剂，诸症均愈。

《金匮要略》产后病篇临床实践

《金匮要略·妇人产后病脉证治第二十一》篇中共有条文11条，专述妇人产后常见疾病，如产后三病、产后腹痛、中风、下利以及烦乱呕逆等的脉因证治。笔者以之指导临床，屡获效验。特撷数例并述浅见。

- 例一：产后柔痉

黄某，29岁，农民，浙江苍南县岭头人，1978年3月2日就诊。

患者产后10日，自恃体健，不以为意，恶露未尽乃下溪中洗衣被褥，顿感寒冷，勉强返家，遂作头痛，项背强直，筋脉拘急，发热恶风，自汗出，肢体酸重，胸腹闷胀，口不渴，纳呆，大便未行，小便涩少，舌质淡红，苔白腻，脉沉细迟。证属产后柔痉，风湿偏盛，治拟调和营卫、疏风湿、通经络、行瘀血、养津液，瓜蒌桂枝汤加减，处方：瓜蒌根、桂枝、白芍各15克，桃仁、炙甘草各8克，秦艽、地龙、藿香、佩兰、生姜各10克，大枣12枚，水煎分3次温服，嘱服2剂。

药后二便通利，胸腹闷胀及肢体酸重、发热恶风等症皆轻，但仍头痛项强、筋脉拘急，脉沉细迟弱。处方：步原方去秦艽、地龙、桃仁、藿香、佩兰，加当归6克，黄芪30克，白芍倍量，水煎分3次温服。

药后诸症若失，脉和缓，纳增，恶露净，继以调补气血而安。

按："篇"中云："……新产血虚，多汗出，喜中风，故令病痉"，但对痉病的证治并无论述。参照《金匮要略·痉湿喝病脉证治》篇，曰："太阳病，其症备，身体强，几几然，脉反沉迟，此为痉，栝蒌桂枝汤主之"。血虚而筋脉失养，加之感染风邪，又复化燥伤津，因而除太阳表证悉具外，痉挛抽搐等症亦随之而起，致成斯症。脉不浮缓而反见沉迟细者，是在里之津液已伤，筋脉失养，营卫之行不利耳。投桂枝汤调和营卫，瓜蒌根清气分之热而润太阳经既耗之液，经气流通，营卫得调，风邪自解。加秦艽、地龙、桃仁等祛风湿、通络脉、行血瘀，藿香、佩兰芳香化湿，二诊见外感风湿解，而项强拘急诸症犹存，乃由产后血亏未复，而肝藏血主筋，血不荣筋使然，故加当归补血汤，且倍白芍建中气而养筋脉，俾邪祛正复，诸恙俱瘳。

- 例二：产后郁冒

高某，28岁，营业员，福鼎城关人，1980年4月3日就诊。产后已13天，系足月顺产。产后几日洗浴后，但觉头晕，头部汗出甚多，呕逆欲吐，纳食则不能下，急延医诊治，用生化汤、生脉散、浮小麦、麻黄根、煅牡蛎等，以及注射阿托品、青霉素之类，效罔。特邀余会诊。探见面色无华，头昏，头汗甚多，齐颈而止，恶逆欲吐，纳呆，大便5日未行，腹微胀，小便短少，口干微饮，心烦不安，寐差，乳汁减少，恶露未净，卧床忌起，动则汗出淋漓、头昏冒及呕逆加剧，腹不疼痛，舌质淡红，苔白微燥，脉象微弱。此属产后郁冒之证，由外闭内郁、下虚上冒而致，治以小柴胡汤加味。处方：党参、柴胡、益母草各15克，条芩、半夏、生姜各10克，甘草6克，大枣12枚。水煎分3次温服。

一剂汗出微微，脉象更弱，知产后气血亏虚，遂以原方加党参15克。再一剂头汗全消，头晕亦撤，不呕能食、二便通、恶露净。

按：产后郁冒乃产后血虚阴亏，兼受外邪，阳气上冒所致。"篇"中云："产后郁冒，其脉微弱，呕不能食，大便反坚，但头汗出。所以然者，血虚而厥，厥而必冒。……小柴胡汤主之"。本证由于外闭内郁、下虚上冒，拟定方药颇难。再汗则更亡津液、津亡则阴竭于内，阳浮于外。若令滋阴则阳郁不解、头汗不止、阳脱于上。仲景小柴胡汤"上焦得通，津液得下，胃气因和"以扶正达郁、和利枢机，从而使阴阳达到平衡，则郁冒自解。临床验证，实有桴鼓之效。

- 例三：产后腹痛

施某，30岁，福鼎城关人，1981年10月5日就诊。

产后第22天，恶露已净，唯腹痛、纳差、体弱，某医予以生化汤、失笑散、益母草、丹参，又配合西药止痛等，仅能暂缓腹痛，嗣后如旧，特邀余诊。见之面色淡白，眼睑内膜色淡，指甲口唇皆淡，神疲，语音低微，腹痛绵绵，按之软，痛无定处，昼夜不止，身不热，口不渴，形寒衣厚，心悸动，大便量少，溲清长，寐差，舌淡红，苔少，脉细弱。证属产后气血俱虚、寒凝腹痛，治宜补养气血、通阳散寒，拟当归生姜羊肉汤加味主之。处方：当归30克，生姜50克，羊肉120克，黄芪30克。

3剂后腹痛渐减，知药中机，因气血虚甚，一时难复，继原方嘱进10剂而告痊愈。

按：产后腹痛，"篇"中论述有气血虚实之异，如血虚内寒、气血郁滞及瘀血内停，本例属于第一种证型，乃产后血虚内寒，经络失养或寒凝经络而由。"篇"中云："产后腹中㽲痛，当归生姜羊肉汤主之。"此非单纯活血理气止痛所能效力。而当归、羊肉补产后之阴血，佐生姜能散腹中之寒，故令病愈。

- 例四：产后中风

郑某，29岁，福鼎城关人，1980年11月2日就诊。

素体虚弱，临产时出血甚多，大汗淋漓，神疲倦怠，产后渐起头痛，发热（体温38.3~39℃），住县医院治疗，诊为"产褥热"，用广谱抗生素数日，体温降至正常而出院。翌日复起，发热如前，更医治之，用过"桑菊饮、银翘散"等清热解表之剂，配合"青、链霉素"等未能显效。邀余往诊，辰下系产后第15天。探之见面色正赤，头痛，发热，周身骨节酸楚，咳嗽痰白稠黏，心烦不寐，口渴喜热饮，纳差，大便秘结3日，溲短少，恶露少量，舌绛红，苔白腻，脉浮缓。此属正虚邪实之候。治拟扶正祛邪，竹叶汤主之。处方：竹叶、党参、葛根各15克，防风、桔梗、桂枝、附子、甘草各6克，生姜10克，大枣10枚。

2剂后唯微汗出，余症依旧，脉浮缓弱。知药入辙，但因附子量轻，不能为力，乃更添 6 克以引阳下行，继给 2 剂。

药后诸症锐减如失，便畅，溲清，纳增，脉亦缓和，后以调养气血而安。

按："篇"中云："产后中风，发热，面正赤，喘而头痛，竹叶汤主之。"产后中风，发热头痛为病邪在表；面赤、气喘，为虚阳上越。治疗时若因外邪而单纯攻表，则浮阳易脱；若因其正虚而单纯补里，则表证难解。必须扶正祛邪，寓解表于扶正之中。本证不仅有面赤、发热等上越之征，亦露气喘、头痛喜按等下虚之机，故非选竹叶汤不可，以上清头热，温补又能引阳下行，而达到全面治疗之目的。方中竹叶清热除烦，防风祛风，桔梗利气，三药共清上浮头面之风热；葛根散热生津，防燥化而制痉厥；桂枝汤去芍药能温通肌表，宣化膀胱；人参生津固气，附子引浮阳下行。共收扶正祛邪，表里兼治之效。

运用经方治愈
产后发热举隅

一、瘀热搏结用桃仁承气汤

刘某，25岁，产后7天，高热（体温40℃）、心烦如狂3天，妇产科诊为"产褥热"，屡用抗生素未效，邀中医会诊。证见高热（体温40.2℃），时而谵语，心烦如狂，恶露不行，少腹硬痛，按之加剧，大便3日未行，口干燥不欲饮，无汗出，面红赤，舌质红，尖有瘀点，脉弦数。乃因产时创伤，败血阻滞，复因嗜食辛辣，瘀热争搏，扰乱神明所致。吴鞠通云："产后如无粮之师，贵在速战，攻邪才能安正。"故投桃仁承气汤破瘀血，导邪热，意在速攻。

大黄、桃仁各15克，桂枝12克，芒硝、甘草各9克。水煎服。

2剂后，下瘀血臭不可近，身凉（体温36.8℃），少腹痛消失，大便通畅，纳谷知味，舌质红润，脉象和缓。后以养血而安。

二、燥屎内结投承气汤

林某，27岁。顺产第10日，恶风发热，经用柴葛解肌汤，发热虽退，但汗出怕风，医用玉屏风加味止汗，随起发热，又以银翘散，热势更炽（体温40.2℃），并诉腹胀，按之疼痛，4日未更衣，恶露未净，舌红苔黄，脉微细按之有力。此产后厚味恋邪致使燥屎内结，以大承气汤荡涤邪热，药后泻下秽浊极臭，热退（体温37.2℃），脉和缓均匀。

此例产妇过食辛热，致燥屎内结，医以汗出恶风，一度求表，遂变证汗出津伤，燥结更甚，唯以承气汤急下退热，以求里通津存，则其热自退。

三、暑热复加误治施白虎人参汤

卢某，26岁。第一胎顺产半月。发热口渴，恶露未尽，医者恐其产后瘀血发热，投新加生化汤未效，又疑百脉空虚，重用当归补血汤，病势日增，高热（体温40.5℃）不退，大汗淋漓，心烦欲躁，小便短赤，舌红苔黄燥，脉浮散大。此系盛夏之时，窗户闭塞，复投辛热助火之品，内外俱热，气津两虚，宜清暑益气，拟白虎加人参汤。

西洋参10克，石膏60克，知母、粳米各15克，炙甘草6克。水煎服。2剂。

药后热减（体温38.2℃），汗出微微，眠安心静，舌红少苔，脉虚数。此暑热虽退，但胃气未和，出现呕逆，继以竹叶石膏汤2剂，热全退（体温36.8℃），呕逆均除。

徐灵胎说："产后血脱，孤阳独旺，虽石膏、犀角对证亦不禁用，而世之庸医，误信产后宜温之说，不论病证，承皆以辛热之药，戕其阴易益其火，无不立毙，我见甚多。"是案食辛热又值酷暑，更误用助火之品，二热相投，内炽阳明，伤津耗液，以白虎加人参汤而速效。二诊时承仲景竹叶石膏汤之义，乘胜根治。

四、胃虚热逆重取竹皮大丸

郑某，28岁。产后50天。发热咳嗽，时有呕逆，医识伤风，投杏苏散未效。症情转重，而邀余会诊。身热（体温39.8℃），呕逆频作，心烦不安，热气上腾之感，伴纳差，精神怠倦，四肢无力，舌红苔薄黄，脉弦细数。此乃产后阴血不足，胃中气虚，热逆而作，治宜降逆和胃，清热止呕，方取《金匮要略》竹皮大丸。

竹茹、石膏各30克，桂枝、甘草各10克，白薇15克，大枣5枚，水煎服。

药后身热渐退（体温38℃），呕逆亦减，药中病机，继原方3剂而愈。

竹皮大丸原用药比例：竹茹、石膏、桂枝、白薇、甘草为2∶2∶1∶1∶7。本病热气较盛，窃原方恐未能捷效，故重用竹茹、石膏增其清热降逆之功，并作汤剂，俾疗效大增，故数剂而病除。

产后发热，本因正虚，更受邪劫，来势重笃。昔贤多以气血不足，瘀血留滞立论，唯孟英独树一帜，诚为可贵。温习其产后发热医案，盖示人：明气血不足更须识阴液亏虚，审瘀血为患更须定痰饮作祟，知正气内伤更须详时邪侵袭，事补虚攻邪更须理气化枢机。不揣谫陋，浅析如下。

试析王孟英产后发热医案

一、明气血不足更须识阴液亏虚

分娩产创出血，临产用力，损血耗气，故产后多为气血不足，"百节空虚"。冲为血海，任主胞胎，是阴脉之海，冲任隶属肝肾，产后冲任亏损，肝肾必虚。肝藏血，肾藏精，精血阴液不足，阳无所潜，则阴虚阳亢，热便由生。所以王氏曰："素体阴亏，热自内生，新产血去，是以发热。"发热又进一步耗损阴液。人生阴液几何？极易告乏，故急需甘寒养之，咸寒润之。王氏善用生地黄、西洋参、玄参、沙参、白芍、石斛、花粉、知母、西瓜汁、鳖甲等，在产后发热案7例中，几乎或多或少地用了上述药物，刻刻固护阴液。产后发热之阴虚者，若失治则肝阳化风，"风阳浮动，痉厥之萌也"，若误投温补，倍燥而竭之，速其毙也。因此，临证之际，不仅要明气血不足，更须识阴液亏虚。产后表现为气血不足的虚寒证，或阴液亏虚的虚热证，主要取决于素体禀赋。故王氏云："阴虚之体，血去过多，木火上浮""营阴素亏，酷热外烁，风阳浮动"等。何以断之？则从舌脉症候中求，如"发热汗多，苔黄眩悸……切脉弦细虚数"，脉"微数"，"大渴无苔"等。

如治"陈书伯太史令弟妇，娩后三日，发热汗多，苔黄眩悸，孟英切脉，弦细虚数。乃营阴素亏，酷热外烁，风阳浮动，痉厥之萌也。与元参、白薇、青蒿、生地黄、小麦、穭豆衣、石斛、鳖甲、竹叶两剂，热退知饥，悸汗不止。去蒿、薇，加龙骨、牡蛎、莲心、龟甲、石英而安。"

二、审瘀血为患更须定痰饮作祟

妊娠胎儿逐渐增大，影响气机之升降，津液之敷布，气滞痰郁；或脾胃运化无权，水谷酿生痰饮，遗于产后；阴亏火旺，亦可烁津成痰。痰饮不化则胶黏邪热，碍投滋养，作祟百病，如痰火扰心、痰阻脉隧等，在产后发热案中，就有5例用化痰药。善用蠲饮六神汤（石菖蒲、胆星、旋覆花、茯苓、橘红、半夏曲）、瓜蒌仁、天竺黄、竹茹、贝母、杏仁、枇杷叶等。产后之实证，多责之瘀血，亦有痰饮，何以别之？"凡产后恶露行，而昏谵者，多属痰饮，不可误投温补"（沈尧封《女科辑要》），若用活血则无济于事。

如治"张郑封妻,娩后即发热,服生化汤两帖,热益炽而发赤疹。顾听泉诊之,即予清解药,三剂不应,欲进犀角地黄汤,而恐病家狃于产后以生疑也,乃拉孟英质之。诊其脉,弦滑而数,面赤热燥,胸闷善悲,肢肿而疼,两肘白疱如扁豆大者数十颗,舌上亦有一颗,痛碍水饮,大便不解已旬日矣。曰:此不但胎前伏暑,且有蕴毒,而误服生化汤以助其虚,幸初手即用清鲜,尚不至于皆陷。犀角地黄,极是治法,但犹恐不能胜任。乃与听泉商加:西洋参、滑石、知母、金银花、天花粉、人中白、瓜蒌仁、竺黄、贝母、双叶、栀子为例。其所亲曰:高明断为热证,何以病者虽渴而喜热饮耶?孟英曰:此方中所以多用痰药也。凡胸中有热痰阻碍气机者,每如是,不可以其向不吐痰而疑吾言之妄也。若因此而指为寒证,则祸不旋踵矣。进四帖,始得大解,频吐稠痰,而各恙皆减,饮食渐加。""翁嘉顺室,娩后发热……渴喜热饮,宛如虚寒之据,且其猜风寒而投表散,疑血瘀以攻通。遂尔帖帖炮姜,人人桃桂,阴愈受劫,病乃日加。幸而痰饮内盛,津液未至涸竭,与蠲痰六神汤去橘、半,加西洋参、生地黄、花粉、竹茹、知母、生白芍为剂,数日而瘳。"

更值得借鉴的是,案中载一误治病例。"赵子循室,娩后服生化汤二帖,更因惊吓,三朝发热,连投四物、六合等汤,病日以甚,半月后,始延孟英诊之。脉象左弦极,右洪滑数,苔黄大渴,谵语嗽痰,恶露仍行,唇齿干燥。是因阴虚之体,血去过多,木火上浮,酷暑外烁,津液大耗,兼有伏痰之候也……经以白虎加减投之……西瓜汁助其药力",失之化痰,故虽"证有转机",但痰火未去,蕴毒而"下焦患痛……脉复空数浮大，便泄善嚏，口干多梦……以白头翁汤加龙骨、三甲（鳖甲、龟甲、穿山甲）、甘草、木瓜育阴潜阳，余粮石脂丸中加梅、连以息风镇胃，果得疮口脓干，餐加泻止，脉柔热净，苔退神怡。"外象虽佳，但痰热始终留连未去，以致稍遇风邪触发，即尔"痉噤旋形"，"培养碍投，又难发汗"一蹶不起，九仞之功，遂成画饼。不可不慎哉！

三、知正气内伤更须详时邪侵袭

产后正气内伤，藩篱不固，若调摄失宜，则极易受时邪所袭而发热。成正虚挟邪之候。有春温、风温、暑温、湿温、伏暑、温毒等。案中就有 6 例属此。是时当按卫气营血或三焦辨证，参以时令，兼顾其虚而论治。倘误作气血两虚，投以温补，势必火上添油。如治"何新之令媛适汤氏，孟冬分娩，次日便泄一次，即发热痉厥，谵语昏狂，举家惶惶。乃翁邀孟英察之，脉弦滑，恶露仍行。曰：此胎前伏暑，乘新产血虚痰滞而发也。与大剂犀角、羚羊角、玄参、竹叶、知母、花粉、山栀子、川楝子、金银花投之。遍身得赤疹而痉止神清。乃翁以清肃调之而愈。"又治陈某弟妇"暑风外袭，壮热如焚，渴饮不饥，睹物尽赤。白虎汤加西洋参、竹叶、莲杆，一啜而瘳。仍与震慑滋潜善其后而愈。"

四、事补虚攻邪更须理气化枢机

"夫化生之道，以气为本，天地万物，莫不由之"（王孟英《潜斋医话引类经注》）。气、血、精、津液，依"气化"作用而相互化生，必枢机条畅而敷布全身。经曰"大气一转，邪气乃散。"产后发热，因于气血不足或阴精亏损，须"气化"有常，才得以滋生；因于瘀血、痰饮，须枢机通利，才得以消化；因于时邪，亦须宣肃有道，才得以透达。所以，产后发热必须理气化枢机。王氏调理气化枢机，重点在肺，因肺主气也。每用宣肺之杏仁，降肺之枇杷叶、旋覆花，肃肺之桑叶，养肺之沙参，或用楝实疏肝而调畅气机等。产后发热案中，就有5例或多或少地用了上述药物。

如治陆厚甫室"产后经旬，偶发脘痛。专科用温补药因而寒热气逆，自汗不寐，登圊不能解，而卧则稀水自流，口渴善呕，杳不纳谷，佥云不起矣。乃父速邀孟英诊之，脉弦数而滑。曰：本属阴亏，肝阳侮胃，误投温补涩滞之剂，气机全不下降，以致诸证蜂起。医者见而却走，是未明其故也。"与沙参、竹茹、楝实、延胡索、栀、连、橘、贝、杏、斛、枇杷叶为肃肺以和肝胃法，覆杯即安。但少腹隐隐作痛，于前方去杏、贝、竹茹，加知母、花粉、苁蓉、白芍、橘核、海蛇，乃解宿垢而瘳。

上述四要，系王孟英辨治产后发热精神实质所在，或四要融汇在一例之上，或一要贯通于诸案之中，"病无定体，药贵得宜""活法从心"也。

《女科证治准绳》产后发热初探

　　《女科证治准绳》系明·王肯堂1607年编著，以《妇人大全良方》为蓝本，兼摘"薛注"而成，"粟摭繁富，而参验脉症，辨别异同，条理分明，俱有端委。故博而不杂，详而有要。于寒温攻补，无所偏立"（《四库全书总目》），是当初妇科的代表著作。产后发热是产后"三急""三冲""三病"之外的一个重要证候，上述"三三"每多兼见发热，《女科证治准绳·产后门》对之论述言简意赅，笔者在此略作探索，析其隐微，疏之以目，以就正于同道。

一、详病因于损滞两端

　　《女科证治准绳》曰："初产之妇，好血已亏，污血或留"。产妇缘于临产出血、分娩用力等，耗损气血，以致冲任不足，"百节空虚"；因于产创，或调摄失宜，感受寒邪；致令气血凝滞，胞衣不出，恶露不行，污血内留。或"因产劳伤脏腑，血弱不得宣越，故令败血不散"，瘀血停滞，新血不生，则阴血更虚，可互为因果，呈恶性循环。

阴血暴虚，"阳随阴散，气血俱虚"，阳无所附，以致阳浮于外而发热。此阴阳不和也。冲任隶属于肝肾，冲任阴血之海亏虚，则肝肾亦不足，阴虚阳亢，故见发热。

"败血不散，入肺则热"，因肺主气，入肺则气机闭阻，营卫失调而发热。肝为阴尽阳生，寒热胜复之脏，体阴用阳，主藏血，性喜条达，为刚脏，其阳易亢，与少阳相表里。瘀血停滞，阻碍气机，或阴血亏虚，肝失濡养，疏泄失常，少阳枢机不利，故令寒热乍作。所谓"败血不散……大抵一阴闭，一阳即作寒热，阴胜故寒，阳胜故热"，"败血循经流入，闭诸阴则寒，闭诸阳则热，血气与卫气解则休，遇再会而复作"。

产后气血不足，正气亏虚，卫表不固，或瘀血阻滞，营卫不和，易感外邪，如"因起抹身，寒气客于经络"，而致发热。阴血不足，或败血内停，肝失柔润，疏泄失常，木来乘土，饮食稍有不慎，则中脘积滞，或与瘀血胶结，郁而发热，所谓"肝木侮脾土，饮食停滞而作。"《女科证治准绳》指出："寒邪……饮食痰火，二者因虚而得"，"恶露未尽，瘀血入络，又感寒邪，身热如疟"，故凡外感、食积等总不离损滞两端。

二、别虚实从脉症中求

产后发热之因，在于损滞两端，损则为虚，滞则为实，何以别之，当从脉症中求。

- （一）脉

1. 虚："或浮洪或沉细或无"，虽"洪大重按如无"，是气血两虚；"两尺浮大，按之微细，此因命门火衰，不能生脾土，脾土不能生诸脏而为患者。"

2. 实："脉紧而弦"，乃瘀血内阻，更伤寒邪；"左手弦大，微有寒邪，右手弦滑不匀，饮食痰火也"，"脉弦而洪数……此产后热入血室。"

- （二）症

1. 发热的时间："热来复去，昼见夜伏，夜发昼止，不时而然，是无火也"；"热动复止，倏忽往来，时动时止，是无水也"。"潮热夜则恍惚谵语，发热夜甚，为瘀血所致。"

2. 面色："其面或青黄，或赤白，此虚寒假热之状""面色黧黑"，命门火衰也。"面色青中隐黄……此肝木侮脾土。"

3. 舌："舌黑如炲，燥无津润"，乃"燥剂搏其血内，热而风生，血蓄。"实则或有瘀点瘀斑，夹食积则苔厚腻，虚则淡无华。

4. 腹痛："欲按其腹，以手护之"为虚，"腹按不胜手""按之小腹急痛，知瘀血未尽也。"性质上，"时有刺痛者，败血也"；隐隐作痛者，乃虚也。

此外，恶露不行"狂言叫呼，奔走拿捉不住"为败血攻心。"大便不通，尤属气血虚弱。""若肌热大渴引饮，目赤面红，此血虚发热。""四肢发热，或形气倦怠，此元气未复，湿热乘之故耳。"可见，《女科证治准绳》除运用四诊八纲外，还寓"三审"之意，告人不可偏执一脉一症。"三审"即先审少腹痛与不痛，以辨恶露之有无；次审大便通与不通，以验津液之盛衰；再审乳汁的行与不行，和饮食之多少，以查胃气之强弱。

三、论治疗在气血消补

1. 益气养血：

气为血帅，血为气母，气血互生，产后多虚，损在气血，因此，《女科证治准绳》引丹溪云："产后以大补气血为先，虽有杂症，以末治之"。曰："产后虚烦发热，乃阳随阴散，气血俱虚，若恶寒发热，烦躁作渴，急用十全大补汤；若热愈甚，急加桂附；若作渴面赤，宜用当归补血汤。若误认为火症，投以凉剂，祸在反掌"矣。

冲任隶于阳明，补益之法，贵在健中助运，或"补土之母"，以求"胃气渐复"，则气生血化，故有用六君子汤而愈者，或八味丸而愈者。常常归地冬芍与参附姜桂，养阴血与补阳气，权衡并施。如十全大补汤、人参当归散、当归补血汤、八珍汤、当归黄芪汤、八味丸、知母汤等。乃景岳所谓"善补阳者，必于阴中求阳，则阳得阴助而生化无穷；善补阴者，必于阳中求阴，则阴得阳升而源泉不竭。"《女科证治准绳》云："产后发热，多属虚寒，惟干姜加入补血药中神效。"以"干姜能入肺分，利肺气，又能入肝分，引众药生血"也（《傅青主女科》）。

再者，析其方多八珍汤合小柴胡汤化裁，如三之一汤、三合散、犀角饮子、柴胡四物汤、增损柴胡汤、加味逍遥散等，以养肝和血、疏利枢机，俾营卫调和，寒热即去也。

2. 活血消瘀：

血之周流脉隧，赖于阳气推动，血得温则行，遇寒则凝。产妇可因阳气不足，而血行凝滞，俾营卫不和而发热，宜温阳行瘀，云："败血不散，宜夺命丹"（附子15克，大黄、牡丹皮各30克，干漆7克），其中附子大辛大热之品，使血得温则行。另当归养血丸（当归、赤芍、牡丹皮、延胡索、肉桂）之肉桂意亦如斯。气血虚弱，脉隧失于濡润和推动，枯涩不行，亦致血瘀发热，则用当归散（当归、赤芍、川芎、茯苓各30克，白术15克）、玉露散（人参、茯苓、甘草各15克，川芎、桔梗、白芷各30克，当归8克，赤芍23克）、大调经散（大豆45克，茯神30克，琥珀3克），益气养血而瘀自行，热自消。瘀血化热，败血攻心者，即凉血散瘀，药用生地黄、牡丹皮、荷叶、生蒲黄等。

此外，由外感而致发热者，是本属气血不足，血行涩滞，营卫不调，故当益气和血，佐以祛风，攘外先安内也。《女科证治准绳》载："一妇产后三日起早，况气血未定，遂感身热目暗如风状，即以清魂散二剂得微汗而愈。"清魂散以人参、甘草补气，川芎、泽兰养血和血，荆芥疏风散邪。若有食滞蕴热者，得健脾胃助运化，不得滥投攻伐，以产后气血亏损，多虚故也。如治一产妇"饮食后犯怒，恶寒发热，抽搐咬牙，难候其脉，视其面色青中隐黄，欲按其腹，以手护之，此肝木侮脾土，饮食停滞而作，用六君加木香一剂而安"。从中亦可悟出，肝强而热者，亦不得伐肝，以脾虚故也，当培土御木，刻刻固护胃气。

四、言临证宜通常达变

产后发热属气血两虚者，脉本细弱，或洪大按之无力，此其常也。但是，若经误用清凉，则寒遏于内，"阳被寒拒，出居肌表，外越则脱，不脱而又不能内迫则格斗"（《医碥》），脉可见浮洪搏指，"盖凉药所激也"，此为变也，不可被其迷惑。如"一妇产后，时发昏瞀，身热，汗多，眩晕，口渴，或时头痛，恶心，医用四物凉血之剂，病不减，又用小柴胡汤，病益甚。石山至，诊得脉浮洪搏指；汪曰：产后得是脉，又且汗多，而脉不为汗衰，法在不治，所幸者，不喘，不泄耳，其脉如是，盖凉药所激也，用人参三钱，黄芪二钱，甘草、当归各七分，白术、门冬各一钱，干姜、陈皮、黄芩各半钱，煎服五剂，脉敛而病渐安。"

产后发热，伴谵语狂言，渴欲饮冷水，多属瘀血化热，败血攻心之实证；四肢抽搐，牙关紧闭，每因热动肝风，但也有气血不足，脾胃虚弱，筋脉失养者。如一案"产后因沐浴，发热呕恶，渴欲饮冷水瓜果，谵语若狂，饮食不进，体素丰厚不受补，医用清凉，热增剧，诊得六脉浮大洪数，汪曰：产后暴损气血，孤阳外浮，内真寒而外假热，宜大补气血，与八珍汤加炮姜八分，热减大半，病人自以素不宜参芪，不肯再服，过一日复大热如火，复以前剂潜加参、芪、炮姜，连进二三服，热退身凉而愈"。

另外，还有"时虽仲夏当舍时从症"等，均告诫人们，临床务必通常达变。

五、示后人以典型病案

《女科证治准绳》于产后发热，其论甚简，盖示后人以典型病案，囊括其言所未言，以为准绳尔。上已录数例，兹再摘4例。

- 例一：气血两虚

"一产妇恶寒发热，余欲用八珍加炮姜治之，其家知医，以为风寒，用小柴胡汤，余曰：寒热不时，乃气血虚也。不信，仍服一剂，汗出不已，谵语不绝，烦热作渴，肢体抽搐，余用十全大补汤二剂益甚，脉洪大重按如无，仍以前方加附子四剂稍缓，再数剂而安。"

- 例二：瘀蓄下焦

"一少妇初产四日，冷物伤脾胃，但觉身分不快；呕逆，饮食少思，心腹满闷，时或腹胁刺痛，晨恶寒，晚潮，夜则恍惚谵语，昼则抽搐，颇类风状，变异多端。诸医莫测，或作虚风，或云血凝实热，用甘温而行血，以寒凉退实热，如此半月不效。汪至，见医满座，亦踟缩，诊其脉弦而紧，遂令按之，小腹急痛，知瘀血未尽也，思患者大势恶露已下，未必还有瘀血，偶因寒凉所伤，瘀血停滞下焦，日久客于经络，所以变生诸症，须得大调经散倍琥珀，化诸恶血成水，其患方愈，遂合前药服之五日后，行恶水斗许，臭不可近，患人觉倦，病势渐减，然后以人参养营汤数十剂，月余如初。"

- 例三：热入血室

"滑伯仁治一产妇，恶露不行，脐腹痛，头疼，寒热，众皆以为感寒，温以姜附，益大热，手足抽搐，谵语，诊其脉弦而洪数，面赤目闭，语喃喃不可辨，舌黑如炲，目撺，燥无津润，胸腹按之不胜手，盖燥搏其血内，热而生风，血蓄为痛也。曰：此产后热入血室，因而生风，即先为清热降火，治风凉血，两服颇爽，继以琥珀、牛黄等稍解人事，后以张从正三和散行血破瘀，三四服，恶露大下如初时，产已十日矣，于是诸症悉平。"

● 例四：胃气不足，气血两虚

"大尹俞君之内，产后发热，哺热吐血便血，兼盗汗，小便频频，胸胁胀痛，肚腹痞闷，余曰：此诸脏虚损也，治当固本为善，自恃知医，用降火之剂，更加泻利，肠鸣，呕吐，不食，腹痛，足冷，始信余言，诊其脉或浮洪或沉细或无，其面或青黄或赤白，殊虚寒假热之状，时虽仲夏，当舍时从症，先用六君子汤加炮姜、肉桂，数剂胃气渐复，诸症渐退，更佐以十全大补汤半载而愈。"

总之，《女科证治准绳》载产后发热，虽然字页不多，细析详究，则奥旨隐藏，本文概括为以上5点。然笔者水平有限，其中至理，盖未能淋漓尽致，叩请同道指正。

注：凡引言未指出处，均出自《女科证治准绳》。